Un massage pour mon bébé

Tous les bienfaits des massages, expliqués pas à pas !

Nadia Ivanova

Avec Mathilde Escargueil,

kinésithérapeute pour enfants

ISBN 978-2-7540-1749-7
Dépôt légal : mars 2011
Imprimé en France - L56220
Édition : Eugénie Rambaud et Audrey Bernard
Mise en page intérieure : NPEG.FR
Mise en page couverture : Bérengère Renault
Illustrations de couverture et ouvertures de chapitre : Nathalie Jomard
Illustrations des massages : Dorothea Renault

Éditions First-Gründ
60, rue Mazarine
75006 Paris - France
Tél. : 01 45 49 60 00
Fax : 01 45 49 60 01
e-mail : firstinfo@efirst.com

Site internet : **www.editionsfirst.fr**

Sommaire

quiz

QUELLE MAMAN ÊTES-VOUS ?

COMMENT SERA VOTRE BÉBÉ PLUS TARD ?

1. Pour moi, le massage de mon bébé est un moment :

a. indispensable de la journée
b. tendre et agréable
c. trop rare à mon goût

2. L'endroit que je préfère pour le masser :

a. sur le lit conjugal, car bébé retrouve l'odeur de ses parents
b. dans la salle de bain
c. je n'ai pas d'endroit préféré

3. Le temps que je lui consacre :

a. jusqu'à ce que bébé montre des signes d'impatience
b. entre 20 et 30 minutes
c. plus de 10 minutes, c'est vraiment rare

4. Le moment de la journée que je préfère pour le masser :

a. ça dépend, mais plutôt quand il pleure et que je n'arrive pas à le calmer
b. après son bain du soir
c. avant de le coucher pour sa nuit

a |||
b ||||
c |||

5. Masser mon bébé permet :

a. de lui montrer à quel point je l'aime en lui faisant plaisir
b. de communiquer à travers le toucher
c. de me retrouver en tête à tête avec lui

6. Mon attitude pendant que je le masse :

a. j'en profite pour l'ausculter et voir s'il n'a pas de boutons ou de plaques rouges
b. je le regarde dans les yeux et je lui parle
c. je ne sais pas, je suis concentrée sur les mouvements que je fais

7. L'attitude de bébé quand je le masse :

a. il touche à tout et ne semble pas toujours très concentré
b. il me répond par des babillages
c. il me regarde en silence

8. Les endroits du corps que je masse :

a. surtout le ventre pour qu'il n'ait pas de coliques
b. un peu tout le corps
c. ça dépend, parfois les pieds et les mains, parfois le ventre ou les jambes

9. Le produit que j'utilise pour masser bébé :

a. une huile de massage recommandée par le pédiatre
b. une huile bio, faite maison
c. le lait hydratant qui permet par la même occasion de nourrir sa peau

10. J'ai appris à masser bébé :

a. en lisant le guide des mamans parfaites
b. en regardant faire ma belle-sœur
c. en surfant sur Internet

Si vous avez une majorité de a

DU CÔTÉ DE MAMAN

Vous êtes une maman poule ! Votre enfant est indéniablement votre priorité. Vous n'avez d'yeux que pour lui. Peut-être devriez-vous le laisser un peu respirer ? C'est important de prendre soin de lui, mais vous risquez de l'étouffer par vos attentions parfois exagérées et votre stress. Ne vous inquiétez pas, il semble en bonne santé, non ?

DU CÔTÉ DE BÉBÉ

En voilà un petit être chéri (à tous les points de vue) ! Si vous n'avez d'yeux que pour lui, dites-vous que c'est réciproque. Très souvent collé à vous, il a du mal à se sentir bien s'il ne vous voit pas. Du coup, il est un peu méfiant et ne se lie pas facilement avec son entourage. Prudence ! À trop être couvé, bébé peut, au fur et à mesure, devenir un petit être capricieux.

Si vous avez une majorité de b

DU CÔTÉ DE MAMAN

Vous êtes une maman zen ! Vous vivez à l'instinct et ne vous posez pas 36 000 questions. Vous profitez au maximum des échanges que vous pouvez avoir avec bébé, qui sont pour vous des moments uniques. Vous aimez le voir s'éveiller, s'émerveiller, cela vous fait fondre. Vous n'avez qu'une hâte : que votre bébé parle pour pouvoir communiquer encore plus avec lui.

DU CÔTÉ DE BÉBÉ

C'est un petit être curieux et éveillé. Il aime observer tout ce qui se passe autour de lui et sourit à tout va. Cela ne l'empêche pas de piquer des colères, mais généralement, il se calme assez vite grâce à votre voix et à votre façon de le regarder. Ne vous inquiétez pas, il semble en bonne santé, non ?

Si vous avez une majorité de c

DU CÔTÉ DE MAMAN

Vous êtes une maman overbookée ! Vous aimeriez passer plus de moments avec votre bout'chou, mais le temps vous manque. Ne culpabilisez pas, cela n'enlève rien à votre amour pour lui. Mais essayez de lever le pied et de vous poser un peu. Cela fera du bien à bébé et à vous, aussi. Du coup, vous pourrez davantage profiter des instants de complicité, un peu trop rares à votre goût.

DU CÔTÉ DE BÉBÉ

C'est un petit bébé calme et solitaire. Heureux dans son transat avec une peluche dans les mains, il peut rester ainsi de longues heures. Il aime vous regarder vous affairer dans la maison mais voudrait être un peu plus dans vos bras.

➔ Parole d'expert

« Ne laissez pas votre petit bout trop longtemps sur le transat dans la même position. N'oubliez pas qu'il a besoin d'être sollicité pour se développer. Le mieux, c'est d'alterner le transat, le tapis d'éveil et vos bras ! »

Mathilde Escargueil, kinésithérapeute pour enfants

acte
1

Un échange tout en douceur

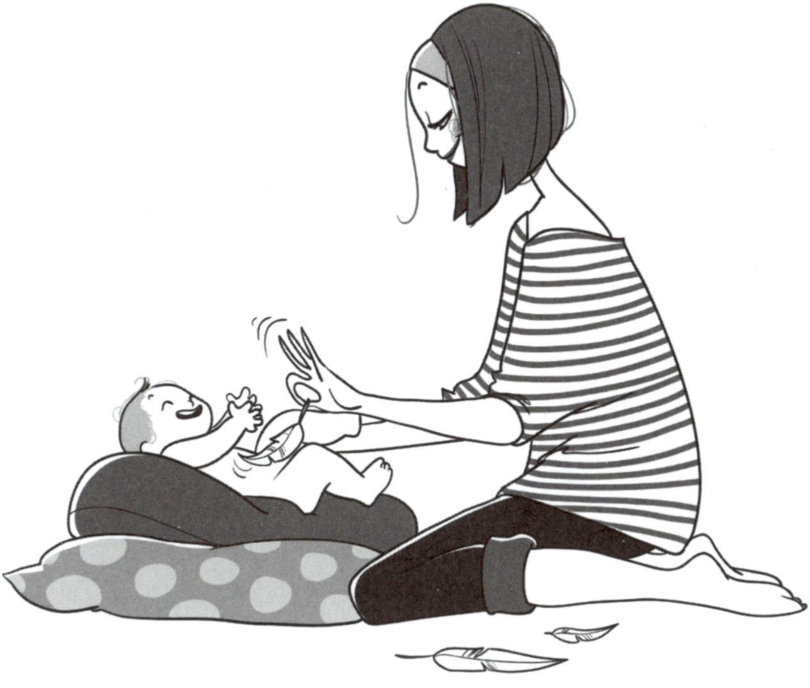

Ouverture

Ça y est, vous venez de vivre le moment le plus beau, le plus magique mais également le plus mystérieux et éprouvant de votre vie : la naissance de votre bébé ! Vous l'avez voulu plus que tout au monde, vous avez passé neuf mois à imaginer sa petite bouille, à vous préparer pour l'accueillir dans les meilleures conditions, et surtout à rêver de l'instant où vous le tiendrez enfin dans vos bras.

Votre aventure de mère vient de commencer. Et vous êtes bien décidée à tout donner : votre amour, votre énergie, votre bonheur, votre âme... Bien déterminée à faire TOUT ce qu'il faut pour être LA maman parfaite, vous vous projetez dans le futur, vous essayez de visualiser le retour à la maison, le petit bain du soir, les changes, les massages apaisants, les réveils nocturnes, les échanges de douceur, les sourires d'amour... Avant de vous lancer dans cette aventure unique, voici toutes les infos indispensables, astuces et conseils précieux, qui n'ont qu'un seul but : vous aider à faire connaissance avec votre bébé et à le rendre heureux !

Pourquoi masser mon bébé ?

UN PEU D'HISTOIRE...

Vieux de plusieurs millénaires, le massage du bébé est à présent reconnu comme une pratique aux vertus évidentes pour la santé du bébé et du jeune enfant.

Le massage des nouveau-nés est une tradition très ancienne. Cette pratique transmise de mère en fille est présente en Afrique et en Asie depuis des millénaires.

En Occident, elle n'est pas encore totalement entrée dans les mœurs, mais se développe avec succès depuis peu de temps. Les raisons de cette prise de conscience tardive ? Elles tiennent à notre culture, pour laquelle les contacts physiques sont longtemps restés tabous.

Des préjugés et des interdits ont pendant de longues années relégué le massage à une place minime, pas clairement définie, située tantôt dans la pratique médicale, tantôt dans les activités à connotation sexuelle. Mais il n'en a pas toujours été ainsi. Dans l'Antiquité grecque et romaine, on n'hésitait pas à se servir de ses mains pour soulager ou même guérir. C'est au cours du Moyen Âge, période marquée par le mépris de la chair, que le massage disparaît des coutumes des Occidentaux.

Heureusement, depuis les années 1960, le massage refait surface et se développe en Occident. Peu à peu, les croyances et les comportements changent. Une nouvelle approche du corps s'établit, le toucher redevient un formidable instrument de connaissance de soi et de bien-être intérieur. De plus en plus, nous nous tournons aujourd'hui vers toutes ces pratiques asiatiques, qui ont accompagné pendant des millénaires la vie quotidienne des gens. À aucun moment, leurs bienfaits sur la santé physique et psychique n'ont été remis en cause.

DES BIENFAITS POUR LE CORPS ET POUR L'ÂME

Sur le plan physique, le massage procure avant tout une détente des tensions musculaires. Ensuite, il hydrate la peau, améliore la qualité des tissus – ils reçoivent plus d'oxygène, se régénèrent plus vite, absorbent les nutriments, éliminent les toxines plus facilement… ce qui nous assure d'être toujours en forme et en bonne santé.

Mais le massage n'a pas que des bienfaits physiques. Il exerce aussi une action plus globale sur le développement de la personnalité de l'enfant, sur ses relations interpersonnelles. Il agit sur les plans émotionnel, psychologique et même spirituel. La relaxation profonde qu'il procure permet de déconnecter le mental. Il favorise le calme, la bonne humeur et l'éveil à de nouvelles sensations. La détente assure une régénération sur le plan nerveux et affectif. Une personne massée régulièrement est reposée, équilibrée, remplie de confiance en soi.

➔ Parole d'expert

« Pour votre bébé, le massage se révèle très utile aussi bien pour son développement psychomoteur que pour découvrir son corps et se l'approprier. »

Mathilde Escargueil, kinésithérapeute pour enfants

Les deux types de massages

De nos jours, les deux traditions de massages, occidentale et orientale, cohabitent et nous permettent de tirer le meilleur de chacune.

Le massage occidental, basé sur la connaissance et la compréhension de l'anatomie et la physiologie, est plus technique, plus « scientifique ». On agit sur la chair, vu que le rationalisme et la religion nous ont habitués à considérer le corps et l'esprit séparément. Les mouvements des mains facilitent la circulation du sang et de la lymphe. Ainsi, ils libèrent les tensions musculaires.

Le massage oriental, transmis par la tradition, cherche plutôt l'équilibre global entre la chair et l'esprit. Il se base sur le système énergétique et s'appuie sur les méridiens qui parcourent le corps. Les gestes se concentrent sur des endroits spécifiques tout au long de ces canaux pour libérer les blocages, mais aussi améliorer et harmoniser les flux d'énergie vitale. Moins axé sur la technique, le massage oriental se fonde sur l'écoute de l'autre, dans le but de toucher la vie émotionnelle, tout en restant très efficace sur le plan physique.

Aujourd'hui, grâce à la connaissance et à la facilité d'accès de toutes ces techniques de massages, nous avons cette chance précieuse de nous soigner ou, mieux encore, d'anticiper et de prévenir l'apparition de tout problème d'ordre physique ou psychique, aussi bien pour nous que pour nos enfants.

Les parents ouverts aux vertus du massage commencent à prendre conscience des bienfaits que le toucher peut procurer à leur bébé et sont de plus en plus nombreux à le pratiquer.

Quelle efficacité ?

L'efficacité du toucher lors d'un massage est surprenante. Des recherches montrent sa grande importance dans le développement et le bien-être du bébé, de l'enfant et de l'adulte. Des études ont été menées afin de prouver le rôle du toucher, de l'affection et de l'amour pour le bébé dès les premiers instants de sa vie. Cette attention influence considérablement son caractère, son développement et sa personnalité future. L'affection transmise lors du toucher l'aidera à s'affirmer plus tard dans la société, à se construire une image positive de lui-même, à établir des relations chaleureuses avec les autres... Le sourire, l'amour, les caresses et la présence de ses parents renforcent sa sécurité, le mettent en confiance, l'aident à se sentir aimé, désiré et protégé...

L'accouchement n'est pas, tout de même, un acte facile. Ni pour la maman ni pour son bébé. Pour cette raison, le massage léger et les caresses dès ses premières minutes de vie peuvent calmer et apaiser le nourrisson.

➜ Parole d'expert

« L'accouchement est la première épreuve dans la vie d'un bébé. »

Mathilde Escargueil, kinésithérapeute pour enfants

Le respect envers son bébé est la clé d'un massage réussi. La devise « Donner et recevoir » est très importante dans la relation de la maman avec son enfant afin d'établir la confiance de l'un envers l'autre. Le sentiment d'apporter de la détente et du soulagement à son petit n'a pas de prix. C'est également une parfaite occasion d'échanger des instants d'intimité, de contact physique direct et d'interaction positive. Et bébé sait bien faire ressentir sa reconnaissance à ses parents !

➜ Vimala McClure, une femme pas comme les autres

Dans cette prise de conscience des vertus bénéfiques du massage pour enfants, le travail de Vimala Schneider McClure a été remarquable. Elle a découvert le massage pour bébé en 1973 en travaillant dans des orphelinats en Inde. Vimala McClure a été initiée à cette technique par les mamans indiennes qu'elle côtoyait. Profondément touchée par l'attitude affective et compassionnelle dont ces femmes aux ressources modestes faisaient preuve envers leurs bébés, elle a commencé à appliquer ses nouvelles connaissances sur ses propres enfants. Elle a ensuite enrichi la technique apprise dans ce pays par des techniques de massages suédois, de yoga et de réflexologie. Vimala McClure a créé ainsi sa propre méthode qu'elle a décrite en 1977 dans son livre *Le massage des bébés*. L'intérêt pour cet ouvrage était tel qu'il est devenu un best-seller aux États-Unis en 1981. Assistée par sept instructeurs, elle a ainsi fondé l'International Association of Infant Massage (IAIM) dans le but de transmettre cette pratique.

➔ Le saviez-vous ?

Le mot massage provient de *mashesh* en hébreu, *massein* en grec, *mass* en arabe. Il signifie palper, presser, malaxer, toucher…

Aujourd'hui, l'IAIM est la seule organisation qui délivre un certificat international d'instructeur en massage pour bébé. Elle compte des professionnels dans de nombreux pays du monde entier.

Pour une entrée dans la vie en douceur

On vous recommande de masser votre bébé le plus tôt possible. Pourquoi ? Tout simplement parce que l'accouchement représente un moment éprouvant pour lui et qu'il a besoin de sentir à nouveau ce contact physique avec sa maman qu'il vient de « perdre ». Pendant la grossesse, il a été dans une position confortable et rassurante, sans cesse caressé par les parois abdominales de sa mère. La séparation d'avec le ventre de la maman est donc source de traumatisme, de stress et de souffrance pour lui. Lors de l'accouchement, le contact physique est soudainement rompu. Le nourrisson se sent perdu, sans repère. Il éprouve alors le besoin d'être touché, caressé, de sentir la proximité de sa maman et de retrouver ce lien physique si rassurant. Grâce au massage, la mère prodigue à son enfant de la tendresse et de l'amour, permettant ainsi au nouveau-né de se retrouver en sécurité, de bien commencer sa vie indépendante, de devenir autonome et de développer sa confiance en lui. Pour la maman également, le massage a une action bénéfique, car il l'aide à entrer en communication physique et émotionnelle profonde avec son bébé, à échanger avec lui l'énergie de l'amour.

Massage et croissance

À la naissance, de nombreux processus ne sont toujours pas terminés pour le nouveau-né. Le système nerveux, par exemple, continue à évoluer jusqu'à la fin de la première année. L'enfant se sert de sa relation avec le monde qui l'entoure pour se développer. Chaque activité, si banale soit-elle, est formatrice pour lui et bénéfique pour son évolution neurophysiologique.

Le nourrisson naît avec de nombreux automatismes : il contracte ses poings, referme les doigts autour d'un objet placé dans sa main, incline sa tête, étire ses jambes, etc. Ces actions-réflexes cèdent peu à peu la place aux mouvements volontaires qu'il contrôle de mieux en mieux. Le massage peut jouer un rôle important dans ce processus de coordination physique des mouvements ainsi que dans son développement et sa croissance.

Le saviez-vous ?

Dans son célèbre livre *La peau et le toucher*, l'anthropologue Ashley Montagu explique qu'au début du XXe siècle, 60 % des bébés dans les orphelinats américains mouraient par absence de contact.

Apaiser le corps et l'âme

Le toucher est le premier sens acquis par le fœtus dans l'utérus maternel. Dès le quatrième mois de vie, le bébé ressent les sensations tactiles. Dans la chaleur du ventre, enveloppé par le liquide amniotique, il perçoit les mouvements des organes de la maman : le diaphragme qui monte et descend en suivant le rythme de la respiration, l'utérus qui se contracte et se relâche... ou tout simplement les mouvements des activités quotidiennes de la mère. Ce sont, en quelque sorte, les tout premiers massages dont bébé profite.

La séparation d'avec le corps maternel est une expérience traumatisante pour le nouveau-né. Il découvre un monde nouveau où la température, la luminosité, les sons sont différents de ceux qu'il avait l'habitude de percevoir. Mais surtout, le contact physique ininterrompu qu'il avait jusque-là avec sa mère est définitivement perdu. Tout cela provoque un sentiment d'insécurité et de peur chez lui. C'est d'ailleurs la raison pour laquelle on le place tout de suite sur le ventre de sa maman. Il y retrouve ainsi son odeur, les battements de son cœur et le contact physique. En le serrant contre elle, la mère le rassure, l'aide à accepter et à s'adapter aux nombreux changements de la vie extérieure.

Les soins corporels qu'il recevra ensuite de la part de ses parents feront partie d'un long apprentissage, au cours duquel, petit à petit, il prendra conscience de lui-même, de son corps et de son existence en tant qu'être indépendant. Dans cette évolution, le massage joue un rôle primordial. C'est l'occasion d'un moment d'échange et de tendresse, qui renforce la relation avec son entourage. C'est un véritable langage corporel qui permet de développer la communication avec ses proches. En massant leur nourrisson, les mamans et les papas apprennent à reconnaître les signaux de son corps, à saisir ses besoins. En même temps, ils lui expriment leur amour.

Le massage a un double bienfait : d'un côté, il sécurise l'enfant, et de l'autre, il réconforte les parents qui se sentent souvent perdus, ou tout simplement impressionnés par leur nouveau-né. Il faut donc commencer le plus tôt possible à masser et à caresser le nourrisson pour le rassurer, pour se rassurer, pour entrer en contact et établir la confiance de l'un envers l'autre. Le toucher représente une occasion idéale pour partager des moments d'intimité et de plénitude.

Certes, les aspects émotionnels du massage sont très importants, mais les avantages physiques pour le bébé ne sont pas négligeables non plus. Cette pratique possède de nombreuses vertus reconnues pour la santé du bébé et du jeune enfant : elle stimule, fortifie et régule les systèmes nerveux, circulatoire, respiratoire, rénal, musculaire, immunitaire et gastro-intestinal. Le toucher permet également de soulager les petits maux courants (coliques, nez bouché, poussées dentaires, etc.).

Les 13 vertus du massage pour bébé

De nombreux articles et recherches démontrent les vertus du massage ainsi que son action globale, physique et psychique. Ses bienfaits sur la croissance ainsi que sur la santé en général des bébés et des jeunes enfants ont été prouvés. Le massage est également recommandé pour éviter que la nouvelle maman ne soit touchée par la dépression postnatale.

- Il faut souligner avant tout la dimension relationnelle extrêmement forte dans le massage. C'est un excellent moyen pour le bébé et ses parents de se découvrir et de partager des moments de bonheur. Il aide les parents à aller à la rencontre de leur enfant, à s'investir, à développer un langage affectif important, un lien étroit et corporel de plus en plus tendre. Ce moment de plaisir, de partage et de détente renforce l'attachement entre la mère ou le père et leur enfant. Ils communiquent, apprennent à mieux se connaître. La relation devient plus forte, la confiance mutuelle augmente.

→ L'étude

En 2001, dans le cadre d'un essai clinique, 25 jeunes femmes en dépression post-partum ont accepté de participer à des séances de massage en groupe pour leur bébé. Tout en pratiquant des massages d'une heure par semaine pendant cinq semaines, elles ont bénéficié de conseils pratiques et ont reçu un soutien psychologique. De nettes et rapides améliorations ont été observées dans la relation maman-enfant, agissant directement sur l'humeur de la mère.

- C'est également un moyen formidable de rassurer le nouveau-né et de lui donner un sentiment de sécurité. En le massant, vous lui accordez toute votre attention, vous lui faites vivre des moments précieux de tendresse et d'amour partagé.
- C'est un excellent échange réciproque. Il est important de retenir que vous ne faites pas un massage à votre bébé, mais que vous partagez ce moment affectif avec lui.
- De plus, le massage procure à l'enfant des sensations lui permettant de découvrir et de prendre conscience de son corps. Il lui apporte un sentiment de relaxation et de tranquillité. Il augmente la sécurité affective en lui assurant ainsi un bien-être psychique et physique.
- Le toucher aide votre petit bout à se détendre en allongeant ses muscles en douceur. Il soulage la douleur et les tensions corporelles, apaise les inflammations, les irritations... Le massage fait diminuer la sécheresse cutanée, nettoie, nourrit et améliore la souplesse de la peau.

- Il permet de dépister des troubles divers (hématome, douleurs au toucher, ganglions…).
- Le massage contribue à la croissance du bébé, car il prépare son corps (encore trop habitué à la position fœtale) à la position assise et à la station debout. Il stimule la tonicité de ses muscles, améliore la souplesse, les capacités motrices, et favorise la coordination des mouvements.
- Le massage agit sur les grandes fonctions vitales, améliore la circulation sanguine, l'appétit, la digestion, les fonctions intestinales, etc. Il régularise le système nerveux par la détente, stimule le système immunitaire de l'enfant et fortifie ses défenses.
- Le massage peut être une grande source de soulagement des petites douleurs courantes et autres tracas fréquents : la congestion nasale, les tensions, les gaz, les coliques, la constipation du bébé.
- Le massage nourrit, nettoie la peau et améliore visiblement son aspect. Les irritations et les inflammations sont apaisées.
- Excellent régulateur du sommeil, le massage permet au bébé de se sentir moins grincheux. Il le calme, contribue à augmenter la production de mélatonine, hormone du sommeil, l'aidant ainsi à dormir mieux et plus longtemps. Des essais cliniques ont montré que, grâce au toucher, les rythmes quotidiens éveil-sommeil sont mieux ajustés.
- Lorsqu'on masse son tout petit, on détend ses muscles en douceur. Il découvre ainsi un état précieux de calme et de relaxation, si précieux dans notre siècle sur-stimulant et agité !
- Le massage a des bienfaits évidents sur l'éveil et le développement intellectuel des enfants.

➔ Les mots pour le dire

« Le câlin apaise les gros chagrins ! »
Jean Gastaldi, *Le petit livre de la tendresse*

LES TRADITIONS DU MONDE

Le désir des mamans d'apporter du bien-être et du bonheur à leur bébé n'a pas de limites. Les mères d'aujourd'hui s'inspirent de plus en plus des rituels du bout du monde, des connaissances des femmes indiennes et africaines... Car tous ces rites venus d'ailleurs en disent beaucoup sur le rejet de la médicalisation excessive, à son apogée dans les années 1980-1990. Les conseils d'élever son bébé à distance, de le laisser pleurer pour « ne pas faire de lui un enfant gâté », sont très démodés. La maman moderne cherche à établir une proximité étroite avec son tout petit, à développer ce bon sens un peu perdu, cette intuition et ces gestes naturels procurés par le toucher. Voici comment les mères du monde entier développent et consolident la relation avec leur bébé à travers le massage.

- En Inde, les bébés sont massés dès la naissance. Cela est tout à fait naturel pour le nouveau-né, car in utero il a déjà été bercé par les mouvements des organes de la maman ou par les contractions. Le massage est très bénéfique pour le tout petit et utile pour le développement de ses fonctions vitales.
- Dans les sociétés africaines, les femmes bercent énormément et massent constamment leurs enfants. Les résultats sont explicites : les petits Africains se débrouillent plus facilement sur le plan psychomoteur et marchent souvent plus tôt que les petits Occidentaux.
- En Colombie, pour assurer au bébé de la chaleur et une température corporelle agréable et constante, les parents maintiennent leurs bambins contre leur thorax.

> **→ Bon à savoir !**
>
> La technique du peau à peau a été officiellement mise en place en 1978 pour limiter la mortalité des grands prématurés.

- En Côte d'Ivoire, un enfant de 24 mois est toujours allaité. Mieux encore, il prend le sein de sa mère une dizaine de fois par jour. Il satisfait ainsi son besoin de succion et évite la rupture brutale avec le corps de sa maman.

Curieuses traditions, étranges rituels… Techniques insolites de massage !

- Certaines cultures tribales font exprès de ne laver le nouveau-né que deux ou trois jours après la naissance, à l'eau chaude. Ces mères connaissent parfaitement les avantages du *vernix caseosa*, une substance graisseuse à la couleur blanche qui couvre et protège le bébé dans le ventre. Grâce à sa richesse en vitamine K, le *vernix* diminue les risques d'infections dermatologiques. Il est également considéré comme une excellente huile de massage. D'ailleurs, certains hôpitaux occidentaux reconnaissent ses pouvoirs bienfaisants et ne l'enlèvent pas immédiatement après l'accouchement.
- En Thaïlande, les bébés sont massés au talc avec des manœuvres rythmées, douces pour les petits et plus profondes pour les grands enfants.
- En Inde, pendant la première semaine suivant la naissance, la sage-femme nettoie le nouveau-né avec de la farine de pois chiche et de l'huile de sésame. Elle en fait une boule qu'elle chauffe entre ses mains pour la passer ensuite sur tout le corps du bébé. Cette manipulation stimule la circulation sanguine, aide le système digestif et élimine les toxines. De plus, cela rappelle au tout petit la température et la texture de la chair de sa maman. Après le bain, celle-ci imbibe un morceau de coton d'huile de coco ou de sésame et couvre la fontanelle, protégeant ainsi le nouveau-né des agressions extérieures, du soleil, etc. Il paraît, selon les traditions indiennes, que ce rituel préserve le cerveau de la sécheresse !

  Pour stimuler l'immunité des enfants, les mamans indiennes les badigeonnent d'huile et les exposent au soleil matinal.

  Toujours en Inde, pays des massages ayurvédiques, tous les samedis un rituel spécial se déroule à la tombée de la nuit : les mères massent leur progéniture de la tête aux pieds avec de l'huile, puis leur donnent un long bain. Cette opération aide l'enfant à évacuer les tensions de la journée.
- En Afrique, les mamans pratiquent des séances de suspension de leur bambin, par un bras puis l'autre. Cela permettrait au tout petit de développer sa souplesse et sa force. Elles modèlent également la fontanelle pour empêcher l'âme (donc la vie) de s'échapper par là.

- En Afrique et en Inde, le massage est destiné entre autres à « donner une âme » au bébé et à le protéger contre les mauvais esprits.
- Au Mali, les sorciers frottent le ventre des enfants malades avec des mélanges spécialement préparés pour guérir le mal.
- En Ouganda, la mère tient constamment son enfant contre son sein nu : elle le caresse, le masse et le calme en lui chantant sans arrêt de douces berceuses.
- Au Nigeria et au Maghreb, les tout petits sont massés quotidiennement à l'huile d'olive.
- Au Togo, les nouveau-nés bénéficient d'un massage à l'huile de palme avant d'être parfumés avec de l'encens.
- Aux Fidji, le bébé a droit à un massage doux pendant quinze minutes avant la nuit.
- Dans les pays froids (Sibérie, Oural...), on emmaillote l'enfant pour qu'il se sente protégé, en sécurité. Au Pérou et en Bolivie on fait la même chose pour que les bébés « poussent droit » et soient plus forts...
- La maman indienne berce son bébé dans un sari, la vietnamienne, dans un hamac relié à la pédale de la machine à coudre... un vrai remède anti-bobo et une incitation à dormir.
- Pour réchauffer leur enfant, les mères inuites l'installent dans une poche en peau de renard ou de phoque.
- Au Brésil, en Afrique et au Japon, le co-sleeping n'est pas un tabou. Au contraire, les bébés partagent quotidiennement la chambre de leurs parents, voire le même lit afin de se sentir rassurés pendant leur sommeil.

Comment faire connaissance avec mon bébé

Durant les premiers mois de son existence, bébé vit et se construit essentiellement à travers la relation avec sa mère. Tout doucement, en grandissant, il s'ouvre au monde extérieur et commence à développer ses sens : l'odorat, le toucher, la vue, le goût et l'ouïe.

Pour son éveil harmonieux et son équilibre, il est primordial de développer ses sens en parallèle. Ainsi, vous construirez une relation profonde et affective avec votre enfant, vous « ferez connaissance ». Il est très important d'établir une confiance mutuelle à travers le contact physique, le toucher, le massage, mais également d'éveiller votre bébé grâce aux odeurs, aux jeux, aux couleurs, à la musique. Toutes ces stimulations rendront le massage encore plus enrichissant et vous permettront de connaître mieux votre enfant. Il sera transformé en acte d'échange et d'amour.

L'ÉVEIL DES SENS

Dès sa naissance, un bébé a ses cinq sens prêts à fonctionner, à des degrés divers. Possédant de véritables clés pour découvrir le monde extérieur à travers ses odeurs, ses sons, ou ses goûts, un nouveau-né peut déjà communiquer avec son entourage. Capable aussi bien de s'intéresser, d'apprendre, d'aimer, de rejeter, le nourrisson n'est pas juste voué à réagir, mais également à agir. Il est donc important de l'éveiller et de l'inciter à développer sa curiosité.

→ L'étude

Une étude réalisée sur des bébés originaires des Caraïbes démontre que les nourrissons régulièrement massés bénéficient d'un meilleur tonus général et d'une meilleure tenue de la tête.

L'odorat

Bébé arrive : lui qui était bien au chaud dans le ventre de sa maman, le voici propulsé dans une salle froide avec des néons éblouissants, circulant entre les mains des sages-femmes qui l'examinent, avant d'être enfin posé sur le sacro-saint ventre de sa maman.

Et là, bébé ressent de la chaleur et, surtout, sent l'odeur de la peau de sa mère. Odeur rassurante, apaisante, lui permettant de reconnaître sa maman parmi toutes les femmes de la terre.

C'est d'ailleurs dans le cou de sa mère que le tout petit va aimer se blottir, car c'est à cet endroit qu'il va reconnaître le mieux son odeur. Une expérience a été effectuée sur un échantillon de femmes, portant durant toute une journée un morceau de coton fixé à leur cou. Au bout de 24 heures, le coton, imbibé de sueur et de sébum, est présenté aux nourrissons, âgés de 2 jours : ils se calment de suite et peuvent s'endormir très rapidement grâce à l'odeur retrouvée et reconnue de leur maman.

Une étude menée en 1877 par Darwin a également démontré que l'odeur du sein dans les interactions entre la mère et son nouveau-né est très importante. À 32 jours seulement, le nourisson oriente son visage vers le sein maternel à une distance de 10 à 30 centimètres.

Déjà à l'intérieur du ventre, un fœtus peut percevoir les odeurs, en particulier au cours du troisième trimestre. En effet, tout ce que vous avez senti pendant la grossesse, le bébé l'a également humé. Vos pizzas avalées à tort et à travers, vos soupes maison préparées avec amour pour donner des vitamines à bébé, les petits plats cuisinés concoctés par le gentil papa, tout ça, bébé l'a goûté et senti !

Le fœtus intègre ainsi dans sa mémoire des odeurs qu'il a pu découvrir in utero et qui lui reviendront dans les années à venir, d'où certaines préférences conditionnées à partir de la grossesse.

Finalement, un bébé est un peu comme tous les animaux, il se repère aux odeurs. Il peut ainsi reconnaître son père, sa mère, son chez-soi, sa peluche favorite (à ne pas laver trop souvent de peur de lui faire perdre son odeur familière). Évitez d'utiliser des parfums trop capiteux qui pourraient incommoder votre enfant. Mieux vaut ne pas mettre de parfum du tout ! Ou si vous ne supportez pas de sortir sans eau de toilette, choisissez-en une légère, qui devra toujours être la même. De même pour l'après-rasage du papa…

Un petit conseil utile : si votre bébé pleure au moment du coucher et que seuls vos bras semblent le consoler, posez un tissu ou un vêtement imprégné de votre odeur. Cela apaisera votre enfant.

Afin de stimuler la curiosité de bébé, initiez-le aux odeurs de différents produits (à condition bien sûr que ce soit agréable), comme celles des fruits, des épices, des savons… Lorsqu'il aura 5-6 mois et que vous vous promènerez dans la nature, faites-lui découvrir également les bonnes odeurs des herbes, des feuilles, des fleurs, des champignons…

➔ À retenir

Le massage est comme une danse intuitive !

Le toucher

Parce que bébé a passé neuf mois dans le ventre de sa maman, enveloppé dans une poche de chaleur, il a besoin, à sa naissance et pendant de longs mois, de se recroqueviller dans son lit ou dans les bras de ses parents. Il a beau avoir toute la place qu'il veut dans le lit sur mesure que vous lui avez pris, il n'en saura que faire ! Ce qu'il veut, c'est un petit coin dans lequel il puisse se pelotonner.

C'est pour cela que les techniques de portage en écharpe sont idéales. Elles permettent aux nourrissons de retrouver les sensations de chaleur et de sécurité éprouvées dans le ventre de leur mère.

Le contact physique avec le papa et la maman est indispensable pour un tout petit. Un enfant qui n'a pas eu beaucoup de câlins dans ses plus jeunes années risque d'être moins sociable que celui qui a été entouré de tendresse et d'amour.

Cependant, contact physique ne veut pas forcément dire « câlins ». On entend par contact les massages, les caresses, les chatouilles... tout ce qui peut représenter un échange corporel avec son bébé.

➔ Le saviez-vous ?

La peau est le plus grand organe du corps – environ 2 mètres carrés pour un adulte ! Elle protège la chair mais permet aussi de percevoir l'un des sens les plus fondamentaux : le toucher. Car l'être humain peut être privé de sa vue et de son ouïe, mais pas du toucher.

Si vous êtes en panne d'idées, voici quelques astuces qui vous permettront de faire découvrir de nouvelles sensations à votre bambin et qui plairont à tout le monde :

- Chaque jour, massez votre bébé, en enduisant vos mains d'une huile végétale, de l'amande douce par exemple. Ce contact physique non seulement soulagera votre enfant de ses coliques des premiers mois, mais vous fera aussi partager de délicieux moments d'intimité. C'est à travers vos mains que votre nourrisson captera vos messages d'amour et de tendresse.
- Chatouillez-le avec une brosse à dents ou un pinceau de maquillage. Testez sur ses mains ou ses pieds et observez sa réaction. Il aura davantage conscience des sensations.
- Proposez-lui différentes matières : des tissus rugueux, lisses, doux. Sensibilisez-le au dur, au mou, au mouillé.
- Faites-lui ressentir la différence entre le chaud et le froid, à travers l'eau ou un radiateur (en évitant bien sûr une chaleur excessive).

➜ À noter !

De simples caresses spontanées de la mère, d'une durée de quinze minutes, contribuent à l'adaptation des cycles éveil-sommeil journaliers et facilitent ainsi l'initiation au sommeil nocturne.

La vue

La vue des nourrissons est limitée, ce qui n'a rien d'inquiétant : la perception au début est tout simplement fragile. C'est au fil du temps que la vision se perfectionnera pour devenir « normale ».

Dès la vie intra-utérine, le futur bébé ouvre les yeux dans le liquide amniotique, et ce à partir de 4 mois environ. Il peut principalement percevoir les lumières vives et clignotantes, à l'intérieur même du ventre de sa mère. Cela a d'ailleurs pour conséquence d'accélérer le rythme cardiaque du petit bout, qui va s'agiter plus qu'à l'accoutumée.

Un nouveau-né peut d'ores et déjà fixer le regard. Faites le test en déplaçant devant lui un objet sur un arc de 90° : vous verrez que ses yeux suivent votre main. Veillez tout de même à lui montrer l'objet de près (à une vingtaine de centimètres), car sa vue ne lui permet pas, pour l'instant, de voir très loin.

Pour avoir un ordre d'idées, voici l'évolution de son regard selon son âge :

À 4 semaines, il suit des yeux un jouet qu'on promène devant lui.

À 6 semaines, il suit des yeux les personnes qui bougent dans la pièce.

À 8 semaines, il suit un objet en mouvement sur un arc de plus de 90°, et à 12 semaines, il le suit d'un côté à l'autre.

Vers 3 ou 4 mois, il fixe du regard les déplacements d'objets en tournant la tête.

À 6 mois, il cherche à voir ce qui l'intéresse en changeant de position.

Ce n'est qu'à partir de 12 mois qu'il peut suivre du regard un objet en déplacement rapide.

À vous donc de le stimuler et de vous amuser en lui montrant des objets !

Sachez que votre bébé sera toujours plus attiré par les couleurs et les formes rondes. N'hésitez pas à installer un mobile sur son lit, avec des cercles multicolores tournoyant au-dessus de sa tête. De même, accrochez des photos de la famille sur un des murs de sa chambre, de manière qu'il les voie une fois couché.

Installez également un miroir dans la pièce. Cela va l'intriguer et attiser sa curiosité. Vous adorerez voir votre bout'chou embrasser son propre reflet ou lui faire coucou de la main.

Le goût

Tout comme l'odorat, le goût est développé in utero. Ainsi, tout ce que vous avez mangé pendant la grossesse, bébé l'a aussi goûté à travers le liquide amniotique dont le goût était modifié selon la nourriture absorbée. Plus le liquide amniotique était sucré, plus votre bébé en a avalé. En fait, grâce aux récepteurs du goût situés sur la langue et dans le fond de la gorge, qui discernent le sucré, le salé, l'amer, l'acide, bébé a déjà un palais fort développé à l'intérieur même de votre ventre.

Si vous allaitez, sachez aussi que le lait n'aura pas le même goût selon les aliments que vous aurez mangés. Vous remarquerez à quel point votre bébé se délectera de votre lait maternel si vous avez fait une petite razzia de sucré.

En effet, plus enclin au sucré pendant les premiers mois, il découvrira le salé un peu plus tard. D'après des chercheurs, trois périodes marquent les étapes du salé. Lors des premiers mois, on constate une faible réactivité au sel. Vers le quatrième mois, on commence à noter une certaine préférence pour les solutions salées. Puis vers la deuxième année, plus question pour les enfants de ne pas ingurgiter de nourriture salée. Après, il est évident que chaque enfant est différent et que les goûts et les préférences sont uniques. Testez le roquefort, les olives ou bien les cornichons. Regardez sa réaction. Vous serez étonnée ou très amusée...

Il est en tout cas important de lui faire découvrir de multiples saveurs, afin d'en faire un fin gastronome. Pour cela, variez les plaisirs en lui proposant divers fruits, même exotiques, différents légumes (adaptés cependant à son âge). Séparez-les de la viande si possible, de manière à lui faire découvrir les saveurs bien distinctement.

Le goût du bœuf n'est pas le même que celui du poulet, tout comme le poisson n'a pas la même saveur que le jambon. Contrairement aux pots tout faits que l'on peut trouver dans le commerce, l'idéal est donc de donner séparément les légumes et la viande, ou le poisson, pour l'aider à mieux cerner la différence et à apprécier les saveurs.

Si votre enfant ne semble pas difficile à contenter et mange tout ce qu'on lui donne, ne vous étonnez pas si à un moment donné il passe par une phase de rejet, concernant notamment les nouveaux aliments. S'il est inutile de le forcer, vous pouvez néanmoins continuer à les lui proposer régulièrement jusqu'à ce qu'il daigne goûter... et apprécier.

L'ouïe

Lorsque votre bébé naît, il reconnaît tout de suite votre voix, tout comme celle de son papa. Il n'est encore qu'un fœtus de 7 mois lorsqu'il entend les sons et les bruits extérieurs, la voix de ses parents évidemment, mais aussi les klaxons, la musique, la télévision, etc. Pendant la grossesse, vous avez d'ailleurs peut-être constaté que bébé bougeait davantage dès que votre mari lui parlait directement à travers votre ventre.

Ce qui est incroyable, c'est que les bébés ont une mémoire auditive : ils reconnaissent, une fois venus au monde, les musiques entendues pendant leur vie intra-utérine. L'expérience est la même pour la lecture de contes pour enfants : le bébé reconnaîtra et appréciera un conte que sa maman lui a lu à voix haute lors de la grossesse.

Là aussi, voici un petit aperçu de l'évolution auditive. N'oubliez pas qu'il s'agit d'une moyenne : chaque enfant est différent et il ne faut surtout pas s'inquiéter si votre bébé ne rentre pas dans ces cases !

Dès 3-4 mois, le nourrisson tourne la tête vers la source du bruit.

Vers 8 mois, il répond à l'appel de son nom.

À 9 mois, il imite les sons produits par sa mère.

Entre 9 et 12 mois, l'enfant saisit le sens de plusieurs mots.

➔ Les mots pour le dire

« L'amour d'une mère, c'est le baume miracle qui guérit toutes les blessures ! »

Jean Gastaldi, *Le petit livre de la Maman*

Même si vous avez l'impression qu'il ne vous comprend pas, parlez-lui doucement, expliquez-lui les choses... Par exemple lorsque vous le changez, dites-lui ce que vous faites, en le regardant dans les yeux. De même, lorsque vous allez le coucher, essayez le plus possible de lui répéter les mêmes mots tous les soirs, ce qui lui rappellera que c'est l'heure de dormir. Des sons ou des paroles associés à un moment précis peuvent l'aider à mieux assimiler les activités quotidiennes de la journée (bain, repas, sieste, nuit).

Si, étant enceinte, vous avez eu l'habitude de lui faire écouter de la musique à travers votre ventre, une fois né, votre bébé se souviendra de vos morceaux préférés. En cas de pleurs inexpliqués, n'hésitez pas à les lui faire écouter, cela l'apaisera. Si vous aimez chanter, il n'en sera que plus heureux d'entendre votre voix.

Enfin, si vous ne savez pas quoi lui offrir comme cadeau d'anniversaire, privilégiez les jouets faisant de la lumière et des sons. Si vous risquez de vous en lasser au bout d'un moment, ce ne sera pas le cas de votre enfant !

Très vite après sa naissance, vous constaterez que votre bébé adore le bruit des jouets qui s'entrechoquent. Il adorera par exemple cogner les jouets de bain contre la baignoire, et plus ça fait du bruit, plus il aimera ! Par contre, il risque d'être rapidement alarmé par des cris ou des bruits parasites.

Lorsque votre bébé sera en âge d'émettre des sons, autres que ses pleurs, il pourra enfin « dialoguer » avec vous. Si vous l'entendez babiller en vous regardant, répondez-lui de la même façon. L'important dans ce jeu est de communiquer et de l'ouvrir au langage.

Quoi qu'il en soit, ne vous forcez pas et n'essayez pas à tout prix de vouloir l'éveiller. Un bébé trop sollicité risque d'être plus fatigué : laissez-le aller à son rythme. S'il reste réveillé dans son lit, laissez-le tranquillement découvrir les peluches qui l'entourent. Vous l'entendez gazouiller ? Savourez ces sons et attendez qu'il vous réclame pour aller le chercher. C'est le meilleur moyen pour qu'il acquière son autonomie.

À noter !

D'un point de vue symbolique, le bien-être et la bonne humeur que le toucher et les caresses procurent sont une nourriture du cœur, une manière de dire « je t'aime » avec les mains.

L'empathie

Selon une étude de psychologues américains, l'empathie est un sentiment normal et naturel chez les enfants, même les bébés.

Les scientifiques ont fait visionner aux enfants des images de personnes souffrantes. Ils ont constaté que lorsque les images présentent un mal-être dont l'origine était accidentelle, l'activité du cerveau des bébés augmente dans la région associée au traitement de la douleur. Ils réagissent donc comme si la souffrance les concernait directement.

Lorsqu'il s'agit des images de douleur provoquées par une tierce personne, les jeunes enfants activent des zones du cerveau impliquées dans l'analyse du comportement moral. Ils veulent savoir pourquoi, révélant ainsi qu'ils se préoccupent de l'état de leur entourage.

« Cela nous montre que nous avons cette capacité innée de ressentir la souffrance d'autrui », conclut Jean Decety de l'université de Chicago.

De toute évidence, l'éveil de votre bébé aide :

- à son développement social et affectif, qui lui permet de tisser plus facilement des liens avec son entourage ;
- à son développement sensoriel et corporel, en lui apprenant à percevoir le monde qui l'entoure et à agir sur lui ;
- à son développement intellectuel, en lui donnant des informations qu'il perçoit, mémorise et réutilise.

LA RELAXATION PAR LA MUSIQUE

Très importante pour le bien-être de votre petit bout, la relaxation par la musique et les sons se révèle être un véritable moyen d'éveil pour ses sens. Essayez de varier les techniques et surveillez ses réactions.

Sons et vibrations

> **Couchez votre bébé devant vous.** Posez sur son ventre une timbale en métal. Faites-la tinter en la frappant avec un morceau de bois. Pendant que le son résonne, levez les bras du bébé au-dessus de sa tête, puis remettez-les le long du corps. Répétez l'opération 5 fois.

> **Ensuite, faites tinter la timbale** du côté droit du bébé (pas trop près de ses petites oreilles !), puis du côté gauche. Répétez le geste 3 fois de chaque côté. Les yeux de votre enfant suivront naturellement le bruit.

Cloches tibétaines

> **Toujours dans la même position,** frappez les cloches tibétaines l'une contre l'autre et amenez une cloche de chaque côté de la tête du bébé.

> **Les vibrations parcourent le corps** du bébé et le son se diffuse, ce qui stimule son ouïe et détend son être.

Détente finale

> **> Frottez vigoureusement vos mains l'une contre l'autre** pour les réchauffer et activer les fluides. Placez vos mains sur les joues de votre bébé. Inspirez profondément et soufflez lentement. Cela renforce la communication des énergies entre vous et votre bébé.

LE RITUEL DU COUCHER

La journée de l'enfant doit être accompagnée d'un déroulement répétitif où le tout petit trouvera des repères simples. Certains moments clés sont à préserver, car ils suivent le rythme biologique de l'enfant. Ainsi, la petite histoire avant de s'endormir prend toute son importance. On se rapproche, on partage une aventure et on retrouve un peu de calme après une journée pleine d'émotions. Rassuré par votre voix qui le berce, votre enfant sera ravi de sentir que vous le guider vers le pays des rêves.

Ouvrir la porte des rêves

Après le massage, pyjama, et hop ! au lit ! Avant de dormir, maintenant que le stress du quotidien se dissipe, partagez un instant au royaume de l'imagination. Ce moment de lecture où vous êtes seule, rien qu'avec lui, forme une parenthèse apaisante. L'enfant apprécie beaucoup que vous lui consacriez du temps. Cette bulle de douceur où vous êtes tout contre lui, où vous lui parlez doucement, conduit votre enfant vers la détente et lui assure un sommeil réparateur. Insistez pour conserver cette lecture (tout comme le massage quotidien), même si votre enfant est fatigué. Mais ne forcez pas ! Lisez-lui au moins une page, et une fois qu'il commence à s'endormir, parlez de moins en moins fort. Ne coupez pas net le débit de votre voix, cela pourrait le réveiller brusquement.

La lecture doit être un plaisir pour vous deux. Pour rendre ce moment attractif, il existe de plus en plus de livres à toucher, à sentir, à écouter... l'album et ses pop-up se transforme, ouvre des fenêtres secrètes, raconte des histoires étonnantes, avec des personnages en bois, en plastique ou en laine, qui disparaissent ou jouent de la musique. Tout un attirail de curiosités qui séduiront votre enfant. L'éveil de ses sens garantit son attention. Avant le coucher, choisissez plutôt des histoires calmes et pas trop bruyantes, pour que la lecture reste un instant de détente.

Décrypter le quotidien par la lecture

Le bébé aime se projeter dans un monde imaginaire, car il ne le distingue pas de la réalité. En suivant les aventures de ses héros, il revit des joies, des peines, des peurs qu'il a déjà éprouvées. Progressivement, le processus d'identification va laisser place à une distance qui lui permet de surmonter ses angoisses. Par la médiation du héros, il apprend très tôt à différencier les bonnes actions des mauvaises, et il pourra plus tard prendre exemple sur ces histoires pour régler les problèmes du quotidien. C'est à vous, par votre ton, votre mise en scène de la lecture, d'aider votre enfant à faire la part des choses.

Dès son plus jeune âge, le tout petit montre du doigt les dessins qui l'intriguent. Prenez du temps de lui expliquer en détail ce qui se passe. Lorsque vous relirez l'histoire plus tard, il sera en mesure de vous poser des questions. Pour cela, il est important de faire des pauses au cours de la lecture et d'être à l'écoute de ses réactions. La lecture est souvent un déclencheur ; ainsi, votre enfant pourra avoir envie de s'exprimer en souriant ou en gazouillant.

Il ne m'écoute pas !

Et pourtant, il tient à ce que vous lui lisiez une histoire, mais une fois installé, il n'a pas l'air de vous écouter : il bouge, intrigué par autre chose, son regard est ailleurs. Ne zappez pas pour autant le rituel du coucher et partagez ce moment privilégié avec lui. Remplacez la lecture par une séance de câlins, par le programme du week-end ou par un jeu de projection pour les plus grands : quel animal voudrais-tu être ? Quel pouvoir magique voudrais-tu avoir ?

Tout est envisageable du moment que vous l'accompagnez dans ses rêveries. L'important n'est pas seulement la lecture, l'enfant veut juste se sentir exister avant de retrouver les héros de ses songes.

Pourquoi bercer mon bébé ?

Pour soulager votre nourrisson des coliques, rien ne vaut les bercements. On redécouvre de nos jours cette solution 100 % naturelle avec le développement de hamacs et de berceaux « qui bercent ». Les nombreux avantages sont indéniables : le bercement régule le rythme cardiaque et l'humeur du bébé. Grâce à ce doux balancement, semblable à celui qu'il a connu pendant les neuf mois de grossesse de la maman, le bébé trouve une sécurité affective primordiale.

➔ Le saviez-vous ?

La pratique de bercements pour aider bébé à se calmer et à s'endormir a été condamnée en France au XVIIIe siècle. On prétendait qu'être bercé abîmait le cerveau !

LE PORTAGE EN ÉCHARPE

Maman depuis peu, vous profitez de la chaleur de votre petit nid pour dorloter votre bébé et le garder bien au chaud. Mais plus les jours passent, plus vous avez envie de mettre le bout de votre nez et celui de votre bout de chou dehors. Après avoir vécu dans votre bulle d'amour et de chaleur, il est en effet temps de prendre l'air !

Le hic, c'est que vous habitez au 6e étage sans ascenseur et que descendre avec la poussette n'est pas du tout pratique pour vous. Vous optez donc pour l'écharpe « porte-bébé », que l'on vous a offerte comme cadeau de naissance mais qui vous semble un peu curieuse à mettre.

Ne vous inquiétez pas, il suffit juste de comprendre la technique, de « prendre le coup de main », et vous en deviendrez vite accro, tout comme votre bout'chou.

L'écharpe porte-bébé, c'est quoi ?

On a tous remarqué ces mamans épanouies et fières d'avoir contre elles leur petit(e) blotti(e), enroulé(e) dans une sorte de grande écharpe colorée. Vous vous êtes d'ailleurs toujours demandé comment on nouait ce tissu, avec bébé à l'intérieur, ayant toujours l'air aux anges.

Plusieurs techniques sont possibles pour porter en écharpe son enfant : sur le ventre, dans le dos, sur le côté... Suivez notre guide pour choisir la technique qui vous correspond le mieux.

Les techniques de portage

Le nœud kangourou

Le nœud idéal pour permettre au bébé d'être maintenu fermement dans un tissu souple : il est donc à la fois en sécurité et à l'aise. Son dos peut s'arrondir sans difficulté tout en étant très bien soutenu, tout comme sa tête, qui ne gigotera pas d'avant en arrière. La colonne de l'enfant est ainsi protégée des mouvements procurés par le portage.

Du côté du porteur, le nœud kangourou sollicite principalement les épaules, ce qui revient à porter son enfant sans douleur. Facilement réglable, le portage kangourou peut se faire aussi bien avec une écharpe longue que plus courte et permet de porter son bébé en hauteur (que ce soit dans le dos, sur le ventre ou sur la hanche). Pour les femmes qui viennent d'accoucher, par voie basse ou césarienne, cette technique est donc recommandée.

Dans le dos

Un portage particulièrement adapté aux nouveau-nés, dès la naissance. Une seule condition : se sentir assez en confiance pour porter son bébé en écharpe dès ses premiers jours.

Ce nœud, qui confère à l'enfant une vraie sécurité, a l'avantage de rendre le parent totalement indépendant dans ses mouvements. De plus, le poids du corps est bien réparti, ce qui permet de se promener longuement sans trop se fatiguer.

Sur la hanche

Comme pour le nœud dans le dos, cette technique de portage est possible dès la naissance, car elle permet un excellent maintien du bébé.

Il est conseillé de placer l'enfant assez haut sur la hanche, afin d'être à l'aise lorsque vous marchez. Par contre, ne vous attardez pas trop longtemps dans cette position, car elle fatigue vite, le poids étant mal réparti.

Face au monde

Vous sentez que votre enfant a envie de découvrir le monde qui s'agite autour de lui et vous souhaitez donc l'installer de façon qu'il soit dos contre votre ventre. Cependant, cette position est déconseillée, car le dos du bébé est alors cambré et tout son poids est rassemblé sur ses organes génitaux.

De plus, votre bébé n'est plus blotti contre vous et se trouve confronté à un trop-plein de stimulations qui risque de le fatiguer et de l'énerver. Attendez plusieurs mois avant de le promener dans cette posture. Il doit tenir parfaitement assis.

En bref

- Grâce au portage en écharpe, vous allez pleinement profiter de ces promenades peau à peau avec votre enfant.
- Aussi heureux que le papa ou la maman qui le porte, il retrouvera les sensations éprouvées dans le ventre de sa mère : une bulle de chaleur, de confort et de sécurité.
- Bercé au rythme de vos pas, votre bébé peut s'endormir à sa guise ou profiter simplement de ce rapprochement si doux. Ces techniques de portage sont encore idéales pour la digestion : elles favorisent les rots et diminuent les régurgitations.

- Quant à vous, mesdames, cela peut aussi vous faire revivre les sensations de la grossesse : l'impression de ne faire qu'un, de ressentir les mouvements du bébé comme s'il était à l'intérieur de votre ventre.
- Enfin, vous pouvez porter chez vous votre petit bambin en écharpe (ou dans un porte-bébé), lorsque vous avez des choses à faire (plier et ranger ses petites affaires par exemple) ou lorsque votre bébé pleure ou râle. Cela l'apaisera tout en vous permettant de vaquer à vos occupations.

Les mots pour le dire

« Aimer un bébé est un cercle sans fin. Plus on l'aime, plus on reçoit et plus on a envie de l'aimer. »

Pénélope Leach (pédiatre américaine), *Votre enfant*

LE CONTACT PAR LA VOIX

Votre bébé vous émerveille, il semble si bien vous comprendre et avoir tellement de choses à vous dire et exprimer. Pour l'aider à sortir son premier mot et l'encourager à devenir un parfait petit orateur, voici quelques techniques infaillibles.

Votre voix le rassure !

Même s'il ne comprend pas encore la signification des mots, le tout petit est très intéressé par le langage. Il reconnaît déjà votre voix et cherche à percer le mystère des paroles. Pour un développement harmonieux de ses facultés communicatives, il est important de lui parler le plus possible pour qu'il assimile les intonations de votre voix. C'est par ces variations qu'il déchiffre les sentiments que vous lui exprimez. Cette mélodie le berce, le rassure et renforce votre relation. Plus vous lui parlerez, plus vous capterez son attention ! Sa curiosité s'éveillera. Progressivement, il s'apercevra que la parole est un moyen efficace de se faire comprendre. Il tentera de vous imiter avec ses moyens et d'entrer en dialogue avec vous.

➔ À retenir !

Grâce à la douceur des inflexions de votre voix, le bébé reçoit de la tendresse. Il se sent donc parfaitement serein pour effectuer l'apprentissage de la parole. Cette situation de confiance stimule son envie de découvrir le monde.

En étant attentive aux demandes de votre petit bout, vous découvrirez rapidement ses centres d'intérêt. Vers 9 ou 10 mois, il commence à mettre en relation les mots et les objets. Il s'intéresse surtout aux choses et aux personnes qu'il reconnaît en priorité. Curieux et sélectif, il enrichira progressivement son vocabulaire au fur et à mesure de ses observations. Chaque jour, de nouveaux sujets attireront son attention, car votre enfant est un insatiable explorateur qui s'exerce à la prise de parole.

Un apprentissage universel

Depuis toujours, tous les bébés du monde passent par les mêmes étapes pour apprendre à parler, quelle que soit leur langue maternelle. Même si les syllabes sont différentes, le principe d'assimilation des voyelles puis des consonnes est valable pour tous les peuples. Ce procédé, qui traverse les époques et les civilisations, témoigne de l'universalité de l'espèce humaine.

« A », « e », « i » et les autres

Au départ le bébé s'exerce par des cris, des pleurs et diverses vocalises. Satisfait d'envahir l'espace sonore de votre maison, il continue à tester ses capacités en vous offrant un concert de gazouillis. Vers l'âge de 2 mois, votre petit ténor est capable de roucouler des mélodies, ce qui le divertit pleinement. À 4 mois, il peut émettre des voyelles distinctes. En jouant avec la position de son larynx, au fond de sa gorge, bébé arrive à différencier le « a » du « e ». À force d'exercices, à force de bouger sa langue et ses lèvres, il comprendra vite l'étendue des possibilités vocales. Bientôt, il aura acquis le « o », puis le « i » et enfin le « u ».

Il est d'autant plus important de parler avec votre enfant qu'il maîtrise les voyelles. Il répondra à vos sollicitations par des « Aaah » et des « Ooh ». Il sera encouragé à progresser en s'habituant à entendre votre voix. Il ne comprendra pas l'intégralité de vos phrases, mais se familiarisera à votre rythme de paroles et l'associera à un jeu très positif d'un point de vue émotionnel.

Premières syllabes

Une fois les cinq sons différents à son actif, le tout petit prend confiance en lui et se sent prêt à expérimenter de nouveaux défis. Ayant vu que vous réagissiez à ses sollicitations, il comprend l'utilité du langage. Avec les mois, il contrôle de mieux en mieux la production de son instrument musical et s'exerce à siffler, à claquer sa langue, à la positionner sur son palais ou ses dents. Ainsi, il découvre ses premières consonnes. Cette expérimentation des possibilités vocales est la même dans tous les pays, quelle que soit la langue des parents.

Grâce à ses tentatives fructueuses, votre bébé va progressivement trouver des associations entre les consonnes et les voyelles. Il réussira à articuler quelques phonèmes, les plus petites unités distinctives de langage. C'est l'époque des premiers « areu », « ameu », « apeu ». Progressivement, il va s'exercer à inverser l'ordre de ces phonèmes pour donner à entendre « ra », « ma », « pa ». Par une démarche répétitive, le bébé va doubler ces sons et, comme par magie, votre petit bout réussit à dire son premier mot : « mama », « papa ». Pour la plus grande fierté des parents qui lui ont servi de modèle, le bébé va gravir une nouvelle marche dans son apprentissage de la vie, grâce à l'imitation de ses semblables.

Aidez votre enfant à progresser !

Votre enfant arrive à prononcer quelques mots mais en comprend beaucoup plus ! Pour l'encourager à enrichir son vocabulaire, il est important de s'adapter à son niveau de compréhension. Faire des phrases courtes, parler lentement sont des attentions très efficaces pour améliorer la conception auditive de votre bébé qui, par la même occasion, s'habituera à la syntaxe de vos phrases. Il faut réussir à faire la part entre le « langage bébé » et les paroles d'adultes. On a parfois tendance à reproduire le babillage de bébé pour se faire comprendre. Bien entendu, l'enfant apprécie ces bruits rigolos, mais le recours aux seules grimaces et onomatopées risque de limiter son développement langagier. Ainsi, il est préférable de lui parler normalement le plus souvent possible.

Le « langage bébé » permet d'attirer son attention en imitant le bruit d'un objet. Souvent formé de répétitions, ce langage est plus accessible à la prononciation pour l'enfant, cela ne veut pas dire qu'il ne comprend pas le vrai mot. Au vu de la masse de vocabulaire à apprendre, la meilleure solution serait de coupler le « langage bébé » avec le vocabulaire classique. Par exemple, montrez-lui un oiseau en disant « regarde le cui-cui », puis captez son regard et expliquez-lui « c'est un oiseau ». En alternant ces deux modes de communication, vous initiez le bébé au plaisir de la langue. L'apprentissage devient ainsi un jeu. Par ses sonorités simples, le « langage bébé » familiarise l'enfant avec la parole, mais il reste trop limité pour que le bébé s'épanouisse pleinement. Il ne faut pas non plus utiliser seulement des mots d'adultes pour ne pas entraver la mémorisation du nouveau vocabulaire.

Pour lui faciliter l'appréhension des mots, montrez-lui du doigt ce que vous voulez lui apprendre, associez une mimique à la parole. Commencez par lui enseigner les parties de son corps qu'il peut voir, comme ses mains, ses pieds, ses doigts, son ventre… Puis prenez l'habitude de nommer les objets de son quotidien, son nounours, sa sucette, son biberon… De cette façon le bébé prendra conscience de sa place dans son environnement.

Sens et langage

Le petit enfant est très attentif aux mouvements et aux bruits de son entourage, surtout ceux de sa mère avec lesquels il s'est familiarisé avant même sa naissance. Ainsi, bébé comprend et analyse les sourires, les odeurs, les cris ou les murmures, les tensions ou les caresses.

Lui-même parle également avec son corps : il ouvre de grands yeux, fait la grimace, s'agite ou prend la pause. Par ces appels, il tente de vous faire réagir. On ne saurait trop vous conseiller de répondre à ces signaux en dialoguant avec lui.

Que peut-on dire à un nourrisson ?

Tout ce qui vous passe par la tête ! Étant donné qu'il ne comprend pas tous vos mots, l'important est plutôt d'instaurer une communication. Mais vous serez étonnée de voir à quel point bébé est réceptif et conçoit déjà beaucoup de choses. Ses capacités d'analyse des comportements humains sont déjà très développées dès l'âge de 4 mois. Pour l'encourager, gardez le contact avec lui : regardez-le droit dans les yeux, articulez, parlez-lui comme s'il comprenait. Invitez-le à prendre la parole en lui montrant ce qui l'entoure, faites des mimiques, il sera ravi d'entrer dans votre jeu ! Si vous êtes à court de conversation, expliquez ce que vous êtes en train de faire, lorsque vous le lavez, l'habillez ou lui donnez à manger. Nommez-lui les objets domestiques que vous utilisez et qui semblent le captiver. Le bébé est très curieux et sera heureux de voir que vous remarquez ses centres d'intérêt. Il est important de consolider ce lien affectif pour le développement de sa personnalité et de son caractère. Montrez-lui tout simplement l'amour que vous lui portez, votre enfant ressent toutes les émotions, positives ou négatives. Lui parler, le toucher, le caresser... éveille ses sens et le sécurise.

→ Parole d'expert

« Si vous vous sentez énervée, si le papa a passé une mauvaise journée au travail, s'il y a tout simplement des choses qui ne vont pas, racontez à votre bébé ce qui vous arrive, expliquez-lui les causes de votre agitation, énervement ou tristesse, avec des mots simples, sans rentrer dans le détail. Mais dites-lui aussi que tout va bien vis-à-vis de lui. Un bébé comprend et ressent le stress, le mieux étant de le rassurer... »

Mathilde Escargueil, kinésithérapeute pour enfants

Quelques astuces techniques

Pour encourager le dialogue avec votre bébé, parlez-lui distinctement en utilisant des phrases courtes et simples. Ne monopolisez pas la parole ! Laissez un temps de pause pour qu'il puisse vous répondre. L'échange est primordial. S'il gazouille, encouragez-le à émettre des sons en l'imitant. Reprenez ensuite votre langage d'adulte et félicitez-le. S'il ouvre de grands yeux étonnés, la bouche ouverte, regardez-le avec douceur, souriez-lui tout simplement. L'essentiel est de comprendre que chacune de ses interventions représente un effort pour lui. Et cet effort mérite d'être complimenté. « Bravo petite star, le public est conquis ! »

À tout moment de la journée, expliquez-lui ce que vous faites et pourquoi, cela l'intrigue beaucoup. Profitez des instants de calme pour lui chanter une chanson, une comptine que vous aimiez vous-même étant enfant. Si vous manquez d'inspiration, prenez un livre, invitez-le à le toucher, à regarder les couleurs, et accompagnez votre lecture d'expressions exagérées du visage, ce qui le fera beaucoup rire ! Les différentes intonations de votre voix ainsi que les gestes et les bruits que vous faites introduisent de la diversité dans les modes de communication, ce qui éveille et distrait votre enfant. Il sera donc dans de bonnes dispositions pour apprendre et mieux assimiler.

Soyez vigilante : éveiller n'est pas forcer ! N'obligez pas votre petit bout à parler, invitez-le avec douceur à le faire, et s'il répond avec son petit babillage, ne lui coupez pas la parole, écoutez-le attentivement. Laissez-le parfois s'amuser tout seul à se gargariser de ces sons rigolos qui stimulent son langage et son écoute.

➔ Top astuce

Pour l'aider à grandir, il est important de stimuler votre enfant par des bruits, des gestes répétitifs, pour qu'il élargisse ses émotions. Après la joie, il tentera d'exprimer son inquiétude, sa gratitude, sa tristesse ou simplement son amour.

LES PREMIERS SOURIRES

Afin de mieux comprendre le fonctionnement de votre tout petit, ses besoins, ses envies, ses ressentis durant le massage, il est important de décrypter ses sourires. Car n'oublions pas qu'un bébé exprime son bien-être de façon naturelle, en souriant.

Des sourires angéliques aux fous rires

Grimace de mafioso ou sourire enjôleur de star américaine, votre bébé déborde d'inventivité pour faire réagir son public. Il n'a pas encore dit son premier mot que vous êtes déjà fan. Comment votre petite vedette expérimente ses sourires pour vous faire craquer ?

Le sourire, miroir des émotions !

Les bébés exploitent toute une palette de mimiques pour vous exprimer leurs humeurs. Crainte, déception, joie, colère ou plaisir, tous leurs sentiments passent sur leur visage. Ils ne peuvent réprimer un éclat de rire ou une envie de pleurer. C'est la façon la plus naturelle d'échanger avec vous. Dans les premières semaines, les bébés ne possèdent que ce langage non verbal comme outil de communication : à vous de le décrypter et de l'enrichir.

Acquérir un sourire intentionnel

Dans les premiers jours qui suivent la naissance, et souvent pendant son sommeil, bébé sourit. Pourtant il ne contrôle pas vraiment cette expression. Les plis de sa bouche se détendent par réflexe et non sous l'impulsion contrôlée du cerveau. Ce n'est pas un sourire conditionné. Mais ce visage d'ange exprime déjà véritablement un sentiment de sérénité, votre bébé est détendu, il se sent en sécurité. Une fois réveillé, lorsque le tout petit sourit, il veut faire part de sa satisfaction. Il tente d'apprivoiser sa façon de communiquer son plaisir afin d'attirer votre attention. Cet automatisme a pour but d'obtenir toute votre affection . Ainsi, votre nourrisson s'assure que vous tenez à lui et que vous ne laisserez pas seul... Progressivement ce réflexe deviendra un moyen de vous séduire, lorsqu'il aura compris que les expressions de son visage ont de l'influence sur votre comportement. Mais ce n'est qu'à partir de la cinquième semaine que le bébé est capable de maîtriser cette méthode de séduction. Il vous offrira alors de vrais sourires intentionnels.

Risettes et éclats de rire

Il a le regard qui pétille, sa bouche s'étire et arrondit ses pommettes joufflues, ce n'est plus une risette : votre bébé vous sourit allégrement. Le petit bout a 1 mois et demi, il suit vos yeux, il choisit de regarder ce qui l'intéresse et il est capable d'identifier ce qui lui fait plaisir. Il a appris à évaluer sa joie et à réagir en conséquence. L'écrivain suédois Gunnar Björling disait : « Sourire, c'est oublier la grimace. » Étant donné que vous êtes l'élément principal qui rythme sa vie, bébé vous adresse un maximum de sourires. Il vous observe attentivement, vous écoute et vous distingue du reste de son environnement. Il est captivé par votre comportement.

Bientôt, le nourrisson va sourire à tous les visages humains qui s'approchent de lui. Il les a déjà reconnus comme source de bien-être, désormais le bébé s'amuse à distribuer des sourires aux personnes ayant des caractéristiques communes avec ses parents. Qu'elles soient connues ou inconnues, peu importe, il est au stade du « sourire social non sélectif ». Il se dit : « Il a une tête avec des yeux, un nez et une bouche, je le reconnais : c'est un humain ! » À cette satisfaction d'avoir distingué une forme, le bébé associe un sourire. Dans un premier temps, il est aussi heureux de reconnaître une personne qu'un nounours ou une sucette, c'est pour cela qu'il peut sourire à n'importe quoi.

À partir du quatrième mois, il est capable d'utiliser toute une gamme d'expressions, du sourire en coin à la franche rigolade. Il réagit aux bruits des jouets, aux chatouilles, aux bisous, à vos grimaces et à toutes les sollicitations de votre part. Le bébé fait tout simplement de nouvelles expérimentations et construit sa personnalité. Il reconnaît son entourage, répond à votre voix, et lorsque vous riez, il vous imite. C'est ainsi qu'il prend plaisir à vos jeux et manifeste sa joie. Toutes les stimulations sensorielles permettent de consolider son développement émotionnel. Le bébé est ravi d'apprendre, de comprendre et de progresser, il s'émerveille de ses nouvelles découvertes.

À partir du sixième mois, ses émotions s'affinent et il choisit les personnes et les choses auxquelles il sourit, en fonction de ses préférences. Plus question de faire le clown à la vue du moindre inconnu, il réserve sa bouille enjouée pour les habitués. Son enthousiasme devient le signe d'une joie particulière et de sa réelle satisfaction.

Rire et s'épanouir

La communication avec ses parents est un moyen essentiel pour tisser les bases du lien social. Même s'il ne peut pas encore parler, le bébé est avide de moments de partage et de découvertes. Le sourire est le premier moyen d'accéder à un univers affectif joyeux et rassurant. Votre enfant est capable de capter toute votre bienveillance et se sent inclus dans votre mode de fonctionnement, ce qui lui permet de construire son environnement. Ainsi, il peut l'explorer sans appréhension et faire progressivement son apprentissage de la vie.

Le sourire est un mode d'interaction qui rassure votre enfant, il peut ainsi prendre confiance en lui. Dans sa tête votre petit bout se dit : « Lorsque je rigole, maman et papa rigolent, tout fonctionne comme prévu, je vais pouvoir tenter autre chose. » Il se sent récompensé et donc encouragé. Dès que l'on répond au sourire, il est associé à quelque chose d'agréable, le bébé va pouvoir intégrer ce signe positif comme une valeur sûre dans son système de communication non verbale. Il est rassuré par le fait que vous êtes attentive et que vous saisissez ce qu'il veut dire. Ainsi, vous renforcez votre relation de confiance.

Les fausses idées dont vous devez vous méfier

Vous avez sûrement entendu dire qu'il faut faire très attention de ne pas gâter votre bébé. Cette idée reçue est encore assez répandue de nos jours. Certains de vos proches vous ont probablement déjà prévenue de ne pas céder aux caprices de votre bout'chou... C'est fou combien de gens sont convaincus que vous pouvez, et même devez conditionner le comportement de votre bébé et lui apprendre ainsi à se conduire comme un petit adulte !

Il ne faut pas répondre à ses pleurs

- **FAUX :** Ces conseils vont à l'encontre du comportement naturel et normal des parents. Sachez que jusqu'à l'âge d'1 an les bébés ne font pas de caprices : ils ont des besoins auxquels vous devez répondre rapidement et avec amour. Par exemple, les pleurs d'un bébé peuvent être liés à un reflux, qui disparaît une fois l'enfant pris dans les bras, grâce à la position verticale !

Il faut laisser bébé se calmer tout seul

- **FAUX :** Oubliez ce qu'on vous a dit sur la nécessité de laisser pleurer votre bébé. Les études ont démontré que lorsque vous prenez votre enfant dans les bras pour le réconforter, il apprend à se réconforter lui-même. En lui donnant de l'affection et de la tendresse, vous lui apprenez à être autonome. Mais encore une fois, il est important de ne pas céder à tout.

Le laisser pleurer lui enseigne la patience

- **FAUX :** Ne le faites pas trop attendre, ne le punissez pas, vous aurez tout le temps de lui apprendre la valeur de la persévérance plus tard.

Un bébé doit avoir des horaires réguliers

- **FAUX :** Un petit enfant, et surtout un nouveau-né, n'est pas obligé de suivre des horaires réguliers, bien définis. Il a son rythme de vie, ressent ses besoins d'affection, de nourriture, etc. Ne lui imposez rien, mais aidez-le à créer ses habitudes.

Il faut respecter des heures précises pour l'allaiter

- **FAUX :** Les études ont démontré à plusieurs reprises qu'allaiter son bébé à volonté est excellent pour lui et ne perturbe guère son métabolisme.

Il faut le punir s'il vous désobéit, ne pas le réconforter

- **FAUX :** Non, vous ne ferez pas un enfant égocentrique et gâté si vous répondez à ses pleurs en le réconfortant. Au contraire, les enfants émotionnellement perturbés sont justement ces bébés punis, un peu négligés, car déjà, petits, ils ont senti la rupture du lien affectif avec leurs parents. Ce n'est ni l'autoritarisme ni l'abandon qui feront de votre bébé un enfant (et plus tard un adulte) équilibré, créatif et dynamique. Pour cela, il est essentiel de le respecter, de lui prêter attention en l'écoutant et en lui répondant avec amour. De son côté, votre enfant développera de la confiance en soi, du courage et de l'amour.

Trop de contact rend le bébé dépendant et gâté

- **FAUX :** Au contraire, servez-vous du massage pour établir le contact avec lui. Peu à peu, vous commencerez à le comprendre et à réagir en fonction de ses besoins. Un enfant qui reçoit de l'amour et de la tendresse les reportera automatiquement vers les autres. Quant à la discipline, il l'apprendra plus tard en vous imitant.

Il ne faut jamais dormir avec son bébé

- **FAUX :** Ce n'est pas parce que le bébé dort tout seul dès son plus jeune âge qu'il sera plus indépendant en grandissant ! Au contraire, des études ont démontré que dormir avec son bébé est excellent pour son développement psychique. En étant dans vos bras, près de vous, le bébé se sent rassuré, calme, détendu et protégé. Son sommeil est d'une meilleure qualité. En étant en contact avec sa mère, le nourrisson prend mieux conscience de son corps. Avec l'âge, il cherchera tout seul l'indépendance et se détachera en douceur. Il est tout de même important de trouver le juste milieu entre le dodo partagé et la nette séparation pendant la nuit : aussi bien pour l'épanouissement des parents en tant que couple que pour celui de bébé qui a besoin de son propre univers.

Il faut systématiquement écouter les conseils de sa mère ou de sa belle-mère, qui ont plus d'expérience

- **FAUX :** Si le doute vous envahit face aux conseils bienveillants mais pas très appropriés de votre entourage, suivez votre intuition et votre inclination naturelle. En tant que parent, vous savez au mieux ce qu'il faut faire et ce qui est bon pour votre bébé.

Et la place du papa ?

Parce qu'on entend parler d'« instinct maternel », vous, les papas, vous vous dites qu'être père, cela n'est pas une chose naturelle et qu'il faut travailler dur pour bien s'occuper de son enfant… Ne vous imposez pas tant de contraintes ! On ne naît ni mère ni père, mais on le devient.

Les papas d'aujourd'hui sont partagés entre le statut d'autorité, qui leur est finalement conféré depuis la nuit de temps, et l'envie d'être plus présents auprès de leurs enfants, non pas en prenant le rôle de la mère, mais en le complétant. Là est finalement toute la difficulté : trouver sa place entre la maman et le bébé, dont la relation souvent fusionnelle a commencé dès la gestation…

Pendant la grossesse, vous vous êtes investi à votre manière, en accompagnant votre femme aux rendez-vous médicaux, en choisissant le mobilier de la chambre de bébé, en assistant à l'accouchement. Maintenant que votre enfant est là, toutes vos perspectives sont chamboulées. Vous pensiez être préparé à sa naissance, mais vous vous rendez compte que c'est encore différent de ce que vous imaginiez. Vous vous sentez presque démuni face à votre petit bébé, qui réclame déjà votre chaleur et celle de votre femme. En même temps, vous éprouvez ce sentiment de protection, cette envie d'offrir à votre enfant toute la sécurité et l'amour dont il aura besoin.

Vous le savez, vous ferez tout pour le chérir du mieux possible.

LA QUESTION EST DE SAVOIR COMMENT

Vous avez quitté à deux le domicile en direction de la clinique, vous voici de retour à trois. Désormais, vous et votre femme ne formez plus un simple couple d'amoureux, mais vous êtes devenus parents. La transition peut s'avérer difficile, car ni l'un ni l'autre n'avez les mêmes attentions qu'il y a quelques mois : vous êtes bien trop concentrés sur la petite bouille de votre ange. À vous de vous octroyer par la suite des moments à deux, essentiels pour votre intimité et la solidité de votre couple. Mais ce sera pour plus tard…

Il est en tout cas primordial de « survivre à la parentalité », comme le précise le psychiatre Denis Vallée : « Les liens conjugaux sont fragiles, parfois ténus, plus ou moins stables, et nécessitent soin, entretien, attention, précaution et beaucoup de choses encore. »

CONSTRUISEZ UNE RELATION AVEC VOTRE BÉBÉ

➔ À retenir !

Durant ces moments privilégiés de toucher, de massages et caresses, parents et bébé construisent ensemble une relation infinie de communication non verbale, d'échange, de respect, de compréhension et d'écoute. Cette union représentera les fondations de la vie future de ce tout petit être.

Afin de tisser des liens avec votre bébé dès le départ et aussi de permettre à votre femme de se reposer, insistez pour donner le biberon (si votre femme n'allaite pas) ou le bain. Chantez-lui des comptines, bercez-le, caressez-le, parlez-lui, exprimez l'amour que vous lui portez, promenez-le en écharpe, massez-le après son bain. N'hésitez pas à demander conseil à votre partenaire si vous vous sentez maladroit dès que vous posez vos mains sur son petit corps.

Ce sont des moments d'intimité essentiels pour vous et pour votre enfant, qui fera ainsi mieux connaissance avec vous. Il n'y a pas de tâches 100 % féminines et d'autres 100 % masculines. Qu'il s'agisse de changer sa couche, de le laver, de le masser, de lui passer l'huile pour hydrater sa peau, de l'endormir, de le calmer la nuit ou de le distraire en jouant avec lui, c'est avant tout le rôle du parent !

Lors du séjour à la maternité, vous avez eu la possibilité de lui donner le bain, accompagné par la sage-femme. Cette fois, vous êtes livré à vous-même pour faire trempette à votre bambin, et si les premiers jours, vous vous sentez maladroit, ne vous inquiétez pas, cela changera très vite.

➔ Conseil

Vous trouvez que votre femme est plus rapide que vous à le déshabiller ? Il semble qu'elle trouve les bons gestes en un clin d'œil ? Ne cherchez pas à vous comparer à elle, allez-y à votre rythme.

Les nuits des premiers mois sont souvent les plus dures puisque votre bébé réclame à manger, quelle que soit l'heure.

Si votre femme allaite, proposez d'aller chercher bébé dans son lit et apportez-le à la maman. À vous de voir si l'allaitement se fera dans le lit conjugal.

S'il est nourri au biberon, vous pourrez d'autant plus vous impliquer. Vous aussi, vous allez vous lever la nuit pour lui préparer et lui donner le(s) fameux biberon(s) nocturne(s) ! Alternez avec votre femme, afin que chacun se repose un peu. Moins de fatigue implique moins de nervosité, et moins de nervosité signifie moins de disputes !

En effet, lors des premières semaines, chacun doit trouver sa place, et ce n'est pas chose évidente. Vous accepterez parfois mal que votre femme fasse un millier de câlins à votre bébé, alors que dès que vous vous retrouvez réunis dans le lit conjugal, elle vous embrasse et vous souhaite une bonne nuit... N'y voyez pas un manque d'amour ou d'intérêt. Comme le dit le pédopsychiatre Gilles-Marie Vallet, « les choses se passent beaucoup mieux si le père est impliqué et si le couple devient également un couple parental. Le papa ne doit se pas vivre comme un rival de l'enfant. Il est préférable qu'il fasse équipe avec la mère ».

Dès ses premiers jours, un bébé ressent la présence paternelle, essentielle pour son intégration psychique. L'enfant reconnaît à part entière son père et sa mère, il fait déjà la différence entre le masculin et le féminin. Ainsi, il se construit plus facilement et grandit dans l'harmonie. Il est donc très important que le bébé soit entouré de soins aussi bien par son papa que sa maman.

Forcément, avec la reprise du travail, vous n'aurez pas beaucoup de temps pour vous occuper de votre bambin, qui a tout le loisir d'être chouchouté par sa maman. Néanmoins, vous pouvez vous impliquer au maximum dans son éducation.

- Dès que vous rentrez, prenez du temps pour lui.
- Demandez-lui comment s'est passée sa journée, jouez avec lui, procurez-lui un massage apaisant, racontez-lui une histoire avant de le coucher.

D'après certaines études, les papas sont d'ailleurs plus voués à jouer avec leur enfant que la maman. En effet, un père se vautrera beaucoup plus facilement par terre que sa femme pour jouer aux cubes avec son bébé ou pour faire rouler le petit train sur les rails miniatures.

➔ Top astuces

Occupation favorite des papas : faire l'avion ! Les bébés adorent être surélevés et sentir ce petit creux dans le ventre.

Les jeux de chatouilles ou d'éveil étant plus familiers pour vous, il est conseillé de prendre un peu de temps pour vous habituer aux changes et aux biberons.

Si l'heure du repas n'est pas passée, proposez de lui donner le dîner. Cela vous permettra de retrouver de petits moments d'intimité, trop rares depuis la reprise du travail.

IDÉES REÇUES

Le constat est le suivant : les pères se « féminisent » (hourra !) tout en gardant évidemment leur virilité. Ne pensez pas que parce que vous allez changer les couches de votre bébé, vous allez passer pour un papa poule auprès de vos amis. De même, le câliner, le masser, lui donner à manger, lui acheter des vêtements, le coiffer ne sont pas des activités réservées aux femmes. Par exemple, si vous avez une fille, ne la laissez pas forcément aux mains de sa maman pour lui faire un palmier sur la tête.

➔ Parole d'expert

Comme le précise le psychologue clinicien Christophe Pénicaut (textes rédigés pour la marque Mustela®), « on parle de féminisation du père dès lors qu'il s'occupe d'un tout petit. L'absence de référents masculins laisse parfois le père sans repères. C'est peut-être aussi à la mère d'aider le père à occuper une place satisfaisante pour chacun. Il faut parfois du temps et de la persévérance. Le manque de compétences ne doit pas suffire à décourager le père… ou la mère. »

➔ Conseil

Plus vous vous impliquerez dans ces petites tâches quotidiennes, plus votre relation avec votre enfant sera profonde. Et sachez qu'une relation père-bébé va permettre de constituer les bases de la future relation père-enfant puis père-adolescent.

Le tout est de compléter le rôle de la maman, qui peut aussi constater que son statut de mère se modifie.

Vous l'avez bien compris, être père ne se résume pas à déclarer la naissance de son enfant à la mairie !

ET VOTRE COUPLE DANS TOUT ÇA ?

Inutile de vous le préciser, la relation amoureuse avec votre dulcinée est différente, voire inédite. À vous de distinguer votre femme et la mère de votre enfant.

Il est également très important de retrouver une vie sociale et amoureuse, après avoir consacré les dernières semaines à votre bébé.

Voici quelques conseils :

- Ne pensez pas que sortir et confier bébé à sa grand-mère est un abandon. Au contraire, cela lui permettra de mieux faire connaissance avec les autres personnes de la famille, et il gagnera en indépendance. De votre côté, profitez pleinement de ces moments à deux, devenus trop rares à votre goût. Redécouvrez les salles de cinéma, les restaurants, organisez-vous de petits week-ends en amoureux au bord de la mer ou à la montagne. Vous rentrerez vivifiés et sereins, ce qui est idéal pour entamer une nouvelle semaine avec bébé.
- Plus un enfant verra ses parents équilibrés, mieux il se sentira et mieux il grandira.
- Il n'y a pas de miracles : des parents présents, amoureux et épanouis ne peuvent qu'entraîner le bien-être de leur enfant. À l'inverse, s'il vous sent tendus et stressés, il sera d'autant plus nerveux.
- Un bon moyen d'atteindre l'équilibre dans le couple est de laisser la porte ouverte au dialogue. Certes, il est plus difficile pour vous de trouver votre place dans cette relation triangulaire. Bien sûr, votre femme et votre bébé se connaissaient déjà à travers la vie intra-utérine ! Mais sachez que, si le passage d'homme à père ne se fait pas aussi facilement que vous l'imaginiez, vous n'êtes pas le seul dans ce cas !

À condition d'être patient et confiant, avec quelques petits efforts, vous trouverez vite votre place au sein de votre nouvelle famille. N'oubliez pas de communiquer avec votre femme, vous redeviendrez le compagnon idéal et serez le père parfait.

➔ En bref !

Comme nous venons de le voir, les moments affectifs entre le papa et son bébé créent un lien privilégié qui favorise et renforce la relation d'attachement. En participant aux activités quotidiennes, le papa s'intègre au très puissant cercle que forment la mère et l'enfant lors des premiers mois de vie du bébé. Il construit avec celui-ci des échanges affectueux, riches en émotions et en expériences.

Notes

acte
2

Préparations au massage

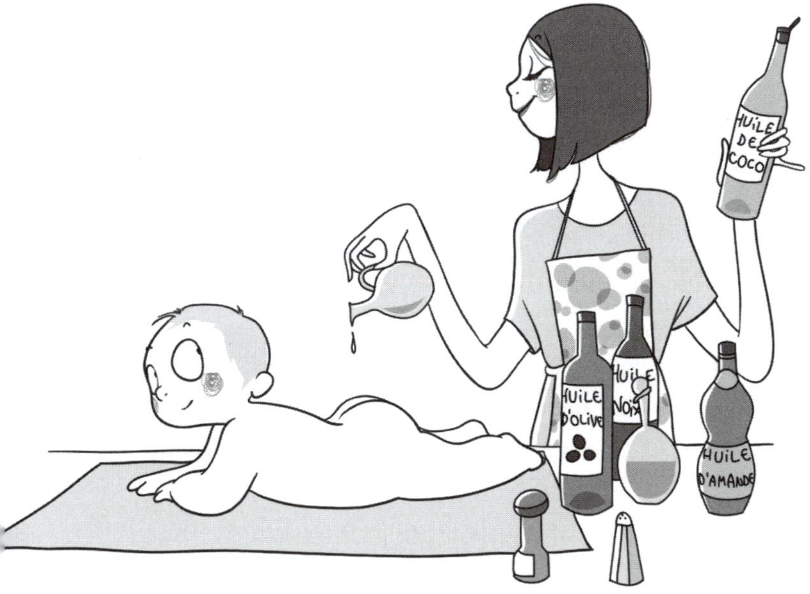

Ouverture

Tranquillement assise sur votre canapé, détendue, le petit bout dans vos bras, votre regard posé sur son visage d'ange, cette petite bouille qui compte le plus au monde… vous vous dites qu'il est temps de passer à l'acte et de faire un véritable massage complet à votre bébé. De la tête aux pieds, en passant par sa poitrine, son ventre, ses jambes et son dos, vous avez envie de lui faire du bien. Donc, c'est le grand jour (ou plutôt le grand soir), car tout à l'heure, après son bain, vous allez partager un moment de pur bonheur : le massage apaisant !

Avant de commencer

IL EST IMPORTANT :

- d'être apaisée
- de vous faire confiance
- d'apprendre à votre bébé à se détendre
- de créer une ambiance reposante
- de choisir éventuellement une douce musique appropriée...

En avant, on se prépare pour le massage !

LES 10 RÈGLES D'OR D'UN MASSAGE RÉUSSI

- Tout d'abord, il faut en avoir envie ! Et ceci s'applique aussi bien pour vous que pour votre bébé. Si vous sentez votre enfant peu disposé au massage, laissez-le pour plus tard.
- La température de la pièce doit être aux alentours de 25 °C pour que bébé n'attrape pas froid.
- Votre enfant doit être détendu. Massez-le de préférence après le bain. Et jamais de massage après manger, lorsqu'il a faim ou lorsqu'il est malade ou énervé !
- Évitez de masser votre bébé si une personne étrangère est dans la pièce, car cette présence risque de le distraire ou même de le stresser. C'est un moment à ne partager qu'à deux.
- Ayez l'esprit zen et détendu. Lors du massage, il y a une transmission d'énergie de la maman vers le bébé. Il faut que l'enfant reçoive une énergie positive, il doit ressentir l'amour que vous lui offrez, et non pas votre stress.

- Communiquez avec votre bébé pendant que vous le massez, regardez-le dans les yeux, parlez-lui, chantez-lui des berceuses, partagez votre bonheur avec lui.
- Pour le massage, servez-vous d'une huile douce, que vous aurez testée au préalable et qui sera de bonne qualité. La peau de votre bébé est très fine et absorbe rapidement l'huile. La qualité des produits utilisés est donc extrêmement importante.
- Ayez une hygiène irréprochable et ne portez aucun bijou pour ne pas blesser votre enfant.
- Un massage réussi n'est pas un massage long. Regardez votre bébé, suivez son humeur et n'insistez jamais, même si le massage n'a duré que cinq minutes. Cela doit être un moment de bonheur et non pas de supplice.
- Soyez à son écoute ! S'il n'a pas l'air d'aimer, n'hésitez pas à changer le type de massage et à vous fier à vos intuitions.

Parole d'expert

« Attention aux produits que vous appliquez sur la peau de votre enfant ! Certaines huiles ne sont pas adaptées aux nourrissons : renseignez-vous toujours auprès de votre pharmacien ou médecin ! »

Mathilde Escargueil, kinésithérapeute pour enfants

L'ambiance a son mot à dire !

Une ambiance zen et calme est primordiale pour un massage réussi : créez un environnement confortable.

- La pièce doit être calme, sans bruits.
- Éclairage doux, indirect, lumière tamisée et discrète mélodie… peuvent créer une atmosphère très agréable pour vous et pour votre bébé.

Les mots pour le dire

« Lorsque nous écoutons avec amour nos enfants, nous pouvons découvrir tout ce que nous désirons savoir. »

Vimala McClure

Attention !

Ne massez pas votre bébé si :

- il vient de manger
- il est endormi
- il est malade
- il a de la fièvre
- il est fatigué
- il ressent et manifeste des douleurs
- il a reçu un vaccin. Attendez 48 heures pour éviter toute réaction nocive. Dans la semaine qui suit la vaccination, évitez de masser l'endroit de l'injection.
- il vient de subir une intervention chirurgicale
- il a une irruption de la peau ou des lésions cutanées
- vous-même ne vous sentez pas disponible.

Des précautions sont à prendre également si votre bébé est sous médicaments homéopathiques. Certains d'entre eux ne doivent pas être employés avec des huiles essentielles.

Demandez l'avis de votre médecin.

Musiques et vibrations

AVANT LA NAISSANCE...

Durant la grossesse, les sens du fœtus sont déjà en éveil. Les vibrations nourrissent son être et façonnent sa personnalité. Les bruits intérieurs provoqués par le corps de la mère, comme la circulation du sang, la respiration, la montée ou la descente du diaphragme, bercent le bébé. Il entend également les bruits extérieurs dus à l'activité quotidienne de la mère. Chaque mouvement est perçu par le fœtus et stimule ses sens.

PUIS S'INSUFFLE LA VIE...

Certains bébés auraient une sensibilité particulière aux ultrasons. Ils sont ce que l'on appelle des enfants indigos. Selon la kabbale, à la naissance, l'ange de l'oubli pose son doigt sur la bouche du bébé pour lui effacer la connaissance du monde de l'au-delà et de ses vies antérieures. Le doigt de l'ange laisserait donc un petit creux sur la lèvre supérieure, plus ou moins appuyé. Seuls les bébés indigos seraient épargnés : ils auraient des fréquences plus élevées que les autres et percevraient différemment les vibrations.

La naissance de ces bébés particuliers serait favorisée par un accouchement dans l'eau. Des scientifiques d'origine russe ont tenté l'expérience sur les côtes israéliennes. La femme sur le point d'accoucher est entourée de dauphins mâles qui la protègent des prédateurs : ils communiquent avec le bébé en faisant des cercles autour de la mère et en envoyant des ultrasons pour tranquilliser le nourrisson.

La naissance reste un moment magique dans toutes les civilisations, selon toutes les croyances. Le fil qui relie la vie du fœtus à l'existence au grand jour est tellement mystérieux qu'il inspire de nombreuses études.

Il paraît aussi que les bébés ont une très bonne mémoire. En effet, si vous lisez plusieurs fois une histoire à votre bébé, quelques semaines avant votre accouchement, des études ont démontré qu'il préférera ce récit en particulier après sa naissance. On dit même que les nourrissons sont capables de réagir en entendant la musique du générique de la série télévisée préférée de maman. Cette mélodie lui rappelle le temps où il était dans le ventre de sa mère et le calme en cas de grosse colère. Sachez que vous pouvez même raconter une histoire à votre petit bout, tout en le massant !

Il existe également des CD ou des nounours reproduisant des sons intra-utérins qui apaisent les bébés. Les professionnels de l'obstétrique reconnaissent l'efficacité de ces CD. Vous pouvez vous en inspirer pendant le massage ! Dans 98,4 % des cas, ils calment deux fois plus vite un bébé qu'une berceuse traditionnelle. Attention tout de même de ne pas en abuser, pour habituer l'enfant à comprendre qu'il n'est plus dans le ventre de sa maman.

ET LA MUSIQUE L'AIDE À GRANDIR !

Le tout petit est particulièrement intéressé par les rythmes. Le clapotis de l'eau, le bruit du vent, le chant des oiseaux, les cris des animaux... il adore les sons de la nature. Il est également sensible aux bruits du quotidien qui chatouillent ses petites oreilles : le tic-tac d'une montre, le son d'un objet se cognant sur un autre, le tintement du verre, le froissement du papier... ainsi que tous les bruits que vous faites avec la bouche ou en tapant sur la table. Intriguez-le en cognant une cuillère contre des verres plus ou moins remplis et inventez votre propre xylophone !

Toutes les musiques le stimulent, du moment qu'elles ne sont pas trop fortes. N'hésitez pas à vous en servir pendant le massage. Le bébé aime beaucoup les musiques classiques, car elles sont douces et apaisantes, mais n'hésitez pas à varier votre programmation musicale pour aiguiser ses goûts. Il n'est pas nécessaire de se cantonner aux comptines pour les tout petits.

N'oubliez pas que vous possédez un très bel instrument musical : votre voix ! Le nourrisson prend beaucoup de plaisir à reconnaître votre timbre de voix. Il sera particulièrement heureux si vous chantonnez en appuyant votre tête contre la sienne, à la fin du massage. La mélodie résonnera dans son petit corps et il sera vraiment attendri. Chuchotez à son oreille, chantez des chansons folkloriques, respirez fort, diversifiez ses expériences musicales, tout en lui prodiguant du bien-être et de la détente !

→ Le saviez-vous ?

Dans certains services maternité des hôpitaux américains, on ne jure que par les préludes de Jean-Sébastien Bach. Ces morceaux classiques charment même les bébés les plus capricieux !

Autre conseil pour stimuler votre enfant : jouez à dissimuler votre visage sous une couverture (avant le massage), ou cachez-vous derrière une porte et demandez : « Elle est où, maman ? » Puis apparaissez subitement en disant : « Elle est là ! » Répétez plusieurs fois ce petit jeu, en insistant sur la question. L'intonation et votre visage qui disparaît/apparaît animeront votre bébé et le feront éclater de rire ! Ainsi, il se détendra et sera plus réceptif au massage qui suivra.

ET LES BERCEUSES ?

Avant de s'endormir, les bébés du monde entier sont bercés, de l'Afrique au Canada, par de douces chansons qui les accompagnent vers le monde enchanté des rêves. Les berceuses sont souvent des paroles et des mélodies transmises de génération en génération.

Le chant est un merveilleux moyen de détente, aussi bien pour bébé que pour les parents. Les berceuses captent l'attention de votre enfant et l'aident à se calmer. Chanter est également une excellente façon d'établir une relation d'amour avec son enfant.

→ À retenir !

D'après certaines études, les bébés aiment la musique classique, notamment des préludes de Bach qui sont aujourd'hui utilisés dans des maternités américaines.

Voici quelques berceuses qui enchanteront votre petit bout pendant la séance de massage, ou bien conduiront votre enfant vers un sommeil paisible le soir.

Fais dodo, la la, mon petit

Fais dodo, la la, mon petit (enfant)
Fais dodo la la
Ta maman est là, mon petit écureuil
Près de ton berceau, mon petit mignon
Fais dodo...
Ta maman est là, mon petit agneau
Qui te chante sa petite chanson.
Autrefois, elle a beaucoup pleuré
Mais aujourd'hui, elle rit, ta petite maman
Fais dodo la la, mon pauvre petit,
Il est temps de fermer tes petits yeux
Fais dodo la la, mon tout petit
Il faut reposer ta petite tête
Fais dodo la la, ma petite rose
Tes joues contre mon petit cœur
Pour voler vers les cieux; mon petit ange
Ne déploie pas tes petites ailes.

Un bébé tout rose

Un bébé tout rose
Va dormir un peu
Et toute la terre va se taire aussi
Un bébé tout rose
Un enfant heureux
Tout le bonheur du monde
Est dans ce petit lit

Le jour, la nuit
Midi, minuit
Pluie ou soleil
Maman veille
Jusqu'au matin
Ne crains plus rien
Sur ton sommeil
Papa veille

Un bébé tout rose
Va fermer les yeux
En suçant son pouce il va bientôt dormir
Un bébé tout rose
Un enfant heureux
Et une étoile dans le ciel va refleurir

Doucement s'en va le jour

Doucement, doucement
Doucement s'en va le jour
Doucement, doucement
À pas de velours
La rainette dit
Sa chanson de nuit
Et le lièvre fuit
Sans un bruit
Doucement, doucement
Doucement s'en va le jour
Doucement, doucement
À pas de velours
Dans le creux des nids
Les oiseaux blottis
Se sont endormis
Bonne nuit

Viens, mon sommeil

Viens, mon sommeil, prends-le
et emporte-le
à la ville de Sainte-Sophie,
dans les jardins de Chios,
Et couvre son corps
De roses et de roses encore.

Quelles huiles pour masser mon bébé ?

La peau d'un bébé est plus réceptive que celle de l'adulte. C'est pourquoi vous devez choisir avec le plus grand soin le produit à appliquer sur la peau de votre petit bout.

Mieux vaut commencer par des huiles et des préparations pures, de préférence organiques, et supprimer les mélanges. Lorsque vous achetez une huile, lisez systématiquement l'étiquette pour éviter les surprises. La liste d'huiles dangereuses est malheureusement longue. Certaines sont en effet à base minérale, mais contiennent également des dérivés de pétrole brut qui empêchent les sécrétions normales des glandes et bloquent les pores. De même, certains talcs en poudre contiennent des métaux dans leur composition.

Avant de vous lancer dans l'utilisation d'une huile, il est impératif de faire un test cutané. Badigeonnez l'intérieur du bras de votre enfant, attendez 24 heures sans laver et regardez si une irritation ou éruption de la peau apparaît. Si une tache rouge ou une petite enflure surgit, choisissez une autre huile pour le massage. Faites de même avant chaque nouvelle huile que vous voulez appliquer à votre bébé. Utilisez-la pendant plusieurs jours et surveillez la réaction de l'épiderme. C'est la seule façon de découvrir les huiles qui lui conviennent le mieux. Ensuite vous pouvez vous lancer dans les mélanges.

N'hésitez pas à choisir des huiles de base comestibles, qui ne présentent donc aucun danger pour l'enfant s'il met sa main dans la bouche juste après le massage.

Attention !

Il est recommandé de toujours bien vérifier la composition du lait ou du savon avec lequel vous lavez votre bébé. Utilisez de préférence des produits bio sans parfum.

→ Bon à savoir !

Si la peau de votre bébé est sèche ou s'écaille, cela peut venir du lait de toilette ou des produits pour le bain que vous utilisez. Choisissez les produits sans parfum, des cold-creams naturelles de cire d'abeille ou d'huile de calendula pour nourrir, adoucir et protéger sa peau. De plus, vous n'êtes pas obligée de savonner sa peau tous les jours : il suffit de la nettoyer avec de l'huile. Vous devez juste laver les parties intimes avec un lait sans savon.

ZOOM SUR LES HUILES VÉGÉTALES

Huile d'amande douce

C'est une huile de noix légère, avec un parfum doux, et adaptée à tout type de peau. Elle garantit à la peau hypersensible de bébé hydratation et protection, prévient le dessèchement cutané et calme les démangeaisons.

Pépin de raisin

Parfaitement adaptée pour les massages des bébés, cette huile est fine et légère, non graisseuse, sans parfum. Économique, elle est très facilement absorbée par l'épiderme.

Huile de noix de coco

Une huile légère, au parfum presque imperceptible. D'origine malaisienne, elle se solidifie à température ambiante. Au contact de vos mains elle fond et devient soyeuse entre les doigts. L'huile de noix de coco pénètre facilement sans laisser de résidus sur la peau.

Les autres huiles végétales que vous pouvez utiliser

Huile d'armeline

Obtenue à partir de la pression de noyaux d'abricots et de pêches, cette huile possède des vertus régénératrices pour la peau. Elle est souvent appréciée pour soigner la peau très sèche.

Huile d'avocat

Riche, assouplissante et nourrissante, elle protège la peau contre les agressions extérieures et favorise la cicatrisation en cas de choc ou de petite blessure.

Huile d'onagre

Très utile pour soigner l'eczéma et les réactions allergiques, elle a également une action bénéfique contre le stress et l'asthme : diluez-la dans une huile de base, le jojoba par exemple (10 % pour 1 litre), et massez le thorax.

Huile de germe de grain

Très riche en vitamines, l'huile de germe de grain possède une action restructurante pour l'épiderme. Elle renforce les fonctions musculaires et glandulaires. Utilisez-la diluée à 10 % avec une huile de base.

Huile de maïs et de tournesol

Très peu utilisées pour des massages, ces deux huiles s'adaptent à tout type de peau. Elles sont essentiellement appliquées sur de grandes surfaces corporelles et sont particulièrement bénéfiques en cas d'eczéma.

Huile de jojoba

Obtenue par pression des fruits de jojoba, cette huile riche en protéines, minéraux et vitamine E est reconnue pour ses propriétés nourrissantes et adoucissantes. Elle s'adapte à tout type de peau, pénètre facilement. L'huile de jojoba est excellente pour le traitement des maladies dermatologiques, elle soigne efficacement les brûlures. De plus, elle est particulièrement conseillée pour les peaux des bébés.

Huile de noix

Vous pouvez la mélanger avec d'autres huiles (sésame, maïs, jojoba...). Les massages à l'huile de noix sont conseillés pour les enfants rachitiques ou anémiques, souffrant de troubles de la croissance.

Huile d'olive

Très riche en acides gras essentiels et en vitamines A, B, C et E, l'huile d'olive est nourrissante et adoucissante. Elle protège, désinfecte et aide à la cicatrisation. Elle stimule l'activité musculaire et soulage les douleurs. Mélangez-la avec de l'huile de jojoba ou d'amande douce afin d'atténuer sa forte odeur.

Huile de rose « mouche ou rubigineuse »

Cette huile est issue des graines de la rose. Ses vertus bénéfiques sont nombreuses : elle hydrate, nourrit, protège et soulage l'épiderme infecté. Son action est particulièrement efficace pour soigner les peaux abîmées, blessées, brûlées. Vous pouvez l'utiliser à l'état pur ou diluée dans une huile neutre à 10-20 %.

Huile de sésame

Très riche en acides gras essentiels, elle adoucit et prévient le dessèchement de la peau. Rééquilibrante et désintoxiquante, l'huile de sésame aide à diminuer la douleur et la raideur, représentant ainsi une très bonne base pour faire des mélanges avec des huiles essentielles. Cette huile est très utilisée pour le massage, car elle est bien acceptée par la peau. De plus, elle agit contre les rayons UV comme une huile de protection d'indice 3-4.

Le saviez-vous ?

Les huiles de sésame et d'olive nettoient très bien la peau du bébé. Utilisées à sec, elles peuvent parfaitement remplacer le savon. N'oubliez tout de même pas de laver quotidiennement les parties intimes de bébé avec du savon spécial pour nourrisson.

Huile de soja

Parfaitement adaptée à tout type de peau, cette huile chauffante nourrit et soigne les petits problèmes dermatologiques. Vous pouvez la mélanger à d'autres huiles (sésame, amande douce, etc.).

Huile de pépins de raisin

Légère et fluide, elle est particulièrement adaptée à de grandes surfaces corporelles. Ses propriétés adoucissantes, curatives et rafraîchissantes sont très utilisées pour réparer la peau grâce au massage. Vous pouvez la mélanger à d'autres huiles.

> **→ Parole d'expert**
>
> « C'est par la peau, un des premiers de nos organes sensitifs à fonctionner et le plus étendu du corps humain, que s'accomplit le contact vital instinctif soudant l'enfant et la mère. »
>
> Ashley Montagu

Les huiles de macération

Huile au calendula

Obtenue par macération des fleurs de calendula dans une huile de base, elle possède de nombreuses qualités : elle adoucit, hydrate la peau, soigne les irritations et les inflammations. L'huile au calendula se révèle très efficace contre les coups de soleil. Elle est également appréciée pour soigner l'épiderme fessier des bébés et faire disparaître les rougeurs. On peut l'utiliser pure ou mélangée à de l'huile d'amande douce, de sésame ou de jojoba.

Huile d'aloe vera

Obtenue par macération des feuilles fraîches de la plante en huile base, l'huile d'aloès est connue et reconnue pour ses propriétés cicatrisantes et anti-inflammatoires. Elle est très efficace pour traiter l'eczéma et le psoriasis, ainsi que les coups de soleil. Vous pouvez la mélanger avec de l'huile de calendula.

Huile d'arnica

Obtenue par macération de fleurs dans une huile base, elle stimule la circulation sanguine et tonifie la peau. L'huile d'arnica est surtout utilisée et appréciée pour soulager les effets des coups, œdèmes et autres traumatismes légers.

Huile de millepertuis

Obtenue par macération des fleurs de millepertuis en huile base, elle a des vertus analgésiques, anti-inflammatoires, apaisantes et relaxantes. Elle est traditionnellement utilisée en cas de brûlures et d'érythèmes. Vous avez la possibilité de l'utiliser pure ou mélangée à d'autres huiles.

→ Bon à savoir !

La vitamine E possède de nombreuses vertus pour la peau. C'est un excellent conservateur et antioxydant naturel. Vous pouvez en ajouter quelques gouttes à votre huile de massage, qui préservera sa fraîcheur.

Les huiles essentielles pour bébé

Les huiles essentielles sont déconseillées pour les bébés. Une grande attention de votre part et une extrême prudence sont nécessaires lorsque vous décidez de les utiliser pour le massage de votre enfant. Leurs principes actifs agissent en profondeur chez les petits. Demandez conseil à votre médecin ou votre pharmacien et respectez scrupuleusement la posologie ! Le choix est très important, car les huiles sont absorbées par la peau et passent dans les organes (le foie notamment). De plus, il faut se rappeler que les enfants sont beaucoup plus sensibles aux odeurs que les adultes. Faites donc attention aux senteurs que vous choisirez et à leurs effets sur les émotions.

Attention !

Certaines huiles essentielles présentent un risque pour la santé des bébés. Il est extrêmement important de demander l'avis de votre pharmacien ou médecin et de bien vous informer avant de les utiliser !

Les mots pour le dire

« La puériculture n'est pas une science dévolue aux médecins, c'est un art. »

Blandine Bril, anthropologue

Usages particuliers des huiles

- Si vous devez rester au soleil, mettez un peu d'huile de coco ou de sésame sur la fontanelle de votre bébé et couvrez sa tête avec un chapeau.
- Si sa peau est sèche, l'huile de calendula vous sera très utile.
- Si votre bébé a souffert récemment d'une infection cutanée (écorchures, varicelle, rougeole, etc.), utilisez du calendula. Mais attention, n'appliquez jamais rien sur une peau infectée ! Cette huile vous sera très utile également en cas de coup de soleil.
- L'huile d'arnica soulagera les bleus.

Recettes à faire soi-même

Vous serez encore plus être fière lorsque vous masserez votre bébé avec une huile faite maison !

Huile pour stimuler l'immunité de bébé : recette miracle à l'indienne

Dans les villages d'Inde, les mamans huilent leurs bébés et les mettent au soleil pour renforcer leur système immunitaire. En France cela ne peut se faire qu'en été, avant 10 heures ou après 16 heures.

Sinon, pour avoir le même résultat, faites un mélange d'huiles : à l'huile d'olive, utilisée comme base, vous ajouterez une goutte d'huiles essentielles de gingembre, de curcuma et d'ail. À partir du 4e mois, 2 fois par semaine, avant de coucher votre bébé, appliquez ce mélange sur tout son corps. Attention à l'huile de curcuma qui tache les vêtements ! Prévoyez un vieux pyjama !

Liniment onctueux « fesses de bébé »

Facile

Ingrédients pour 250 ml

135 ml de macérât de calendula bio

5 g de cire d'abeille jaune bio

125 ml d'eau de chaux

Préparation

1) Au bain-marie, faites chauffer la cire d'abeille et le macérât de calendula dans un bol, et dans un deuxième récipient, l'eau de chaux.
2) Dès que la cire d'abeille est fondue, retirez les deux récipients du feu.
3) Mélangez les ingrédients en remuant énergiquement avec un fouet. La préparation blanchira.
4) Versez-la dans un flacon. Gardez-la à l'abri de la lumière et de la chaleur.

Lait débarbouillant pour bébés

Facile

Ingrédients pour 200 ml

100 ml d'eau de chaux

95 ml d'huile végétale d'olive

5 ml d'huile végétale de germe de blé

Préparation

1) Dans un bol, mélangez les ingrédients.
2) Battez énergiquement jusqu'à ce que vous obteniez un mélange homogène.
3) Versez la préparation dans un flacon stérile.
4) Secouez avant utilisation. À utiliser sans rinçage.

Les soins bio

Si malgré tout vous manquez de temps ou n'avez pas envie de préparer vous-même les soins pour votre petit bout, voici les meilleures sélections du marché BIO pour l'hygiène de votre bébé et enfant.

WELEDA Savon végétal au calendula

Tout type de peau, contrôlé par BDIH

Associant des extraits naturels de calendula à des plantes médicinales (camomille, iris et pensée sauvage), ce savon nettoie en douceur et préserve la peau sensible ou irritée. Il est particulièrement adapté à la toilette des bébés et des enfants.

DRUIDE Savon bébé hibiscus & karité

Spécial bébé, contrôlé par Ecocert

Sa formule est judicieusement adaptée aux besoins des peaux délicates des bébés pour assurer l'hygiène parfaite, l'hydratation et la santé de l'épiderme.

SANOFLORE Lait de toilette hydratant

Spécial bébé visage et corps, contrôlé par Ecocert

Ce produit a été spécialement conçu pour nettoyer quotidiennement, en toute sécurité, la peau fragile des bébés. Sa formule est enrichie en eau florale de mélisse et en huile d'amande douce et de jojoba. Ce lait nettoie, protège, et laisse la peau propre, douce et délicatement parfumée.

NATESSANCE Bioliniment soin et toilette

Spécial bébé, contrôlé par Ecocert

À base d'huile d'olive et de miel, ce soin permet le nettoyage des zones sensibles comme les fesses de bébé, tout en laissant sur la peau un film protecteur. Très doux, bien hydratant, il est à appliquer régulièrement pour éviter les fesses rouges.

WELEDA Huile protectrice bébé calendula

Spécial bébé, contrôlé par BDIH

Cette huile est particulièrement indiquée pour la toilette quotidienne de bébé. Très bien tolérée par la peau, elle stimule les fonctions protectrices du jeune épiderme et nettoie en douceur la peau des nouveau-nés.

LES DOUCES ANGEVINES Huile bébé « La fée noisette »

Spécial bébé, contrôlé par Ecocert

Par sa finesse et sa richesse en vitamines, cette huile protège, adoucit et parfume délicatement la peau du bébé. Votre bambin va adorer !

WELEDA Crème pour le change calendula

Spécial bébé, contrôlé par BDIH

D'une efficacité redoutable, cette crème, riche en plantes apaisantes, prévient l'apparition de rougeurs et régénère l'épiderme déjà fragilisé. Et elle sent délicieusement bon !

EUROP LABO Junior Gel à l'arnica spécial bobo

Contrôlé par Ecocert

Présentation séduisante et odeur agréable pour ce gel qui remplace bon nombre de tubes de crème à la maison. Il est simple d'utilisation et efficace : il soulage les contusions et évite les bosses et les bleus.

LES HYDROLATS

L'hydrolat, ou « eau de distillation », est l'extrait des plantes aromatiques. Particulièrement doux, il possède de nombreuses vertus pour le bien-être des tout petits et peut soulager beaucoup de symptômes qui gâchent la joyeuse vie de votre bébé. Sans acide, sans matières caustiques ou corrosives, les hydrolats ne présentent pas de contre-indications, pas d'interactions médicamenteuses, ni de phénomènes d'accoutumance.

Malgré cela, les eaux de distillation doivent être utilisées en faibles dosages ! Respectez toujours les diverses indications et suivez à la lettre les effets thérapeutiques. Effectuez systématiquement un test de tolérance cutanée dans le pli du coude, sur le bras du bébé, pour être sûre qu'aucune allergie n'est possible.

Voici les plus appréciés :

Hydrolats en cas de stress, d'angoisses, de pleurs, de cauchemars

Les mamans qui travaillent sont probablement confrontées à ce problème : dès que vous êtes à la maison, le bébé demande toute votre attention. Si vous avez opté pour une garde à domicile par une babysitter, sachez que ce n'est probablement pas la meilleure solution pour votre bébé. Certes, il est à l'abri des infections et des maladies qui le guettent à la crèche, mais à partir de 8 mois - 1 an, votre bambin a un réel besoin de vie en collectivité. Le contact avec les autres enfants le rendra plus patient, plus tolérant, et lui donnera de l'assurance. Et même s'il tombe malade à la crèche, cela développera son immunité. Ainsi, plus tard, il sera beaucoup plus résistant.

Préparation

Le soir, dans le bain de votre bébé, versez 1 bouchon d'hydrolat de lavande vraie et 3 bouchons d'eau de fleur d'oranger. Caressez attentivement et très doucement son plexus solaire et les plantes de ses pieds. À la sortie du bain, massez votre enfant, lentement, avec de l'huile de noyau d'abricot.

Hydrolat contre les coups de froid

Préparation

Dans le bain, versez 1 bouchon de Ravensare (Ravensara aromatica) et 2 bouchons d'Eucalyptus radiata. Avant le coucher, massez le thorax de votre bébé et le haut du dos avec 2-3 gouttes d'huile de sésame. Vous pouvez également imbiber une compresse d'une goutte d'huile essentielle de thym rouge ou d'eucalyptus et l'accrocher dans sa chambre, loin de son lit et de sa peau. Attention, les huiles essentielles sont à utiliser avec précaution. Elles peuvent provoquer des troubles chez votre enfant si vous les exposez au contact direct de la peau.

Hydrolat contre les bleus

Préparation

Préparez une compresse d'hydrolat d'immortelle (Helichrysum italicum), que vous appliquerez sur les bleus. Massez ensuite l'endroit avec de l'huile végétale de rose musquée. Renouvelez la manipulation 3-4 fois par jour pendant 3 jours.

Quel massage selon l'âge de bébé ?

PENDANT LA GROSSESSE

Se préparer à donner la vie nécessite des soins particuliers, car de nombreux changements s'opèrent tout au long de la grossesse. À mesure que le petit être grandit, il prend plus de place dans le corps et l'esprit de la mère.

Le massage prénatal de la femme enceinte : une autre façon de parler à son bébé

La grossesse est une période à la fois merveilleuse et stressante, car le bonheur de porter la vie est souvent ressenti comme un accomplissement personnel, mais il s'accompagne de bouleversements physiques et émotionnels. Douleurs articulaires, jambes lourdes, migraines et variations d'humeurs dues aux modifications d'hormones sont les symptômes les plus répandus. Alors comment prendre soin de son bébé, dès ses premiers mouvements de vie, tout en soulageant son corps et son esprit ? Le massage prénatal permet d'apaiser ces maux, mais aussi de renforcer le lien entre la mère et son enfant. En écoutant son corps et en prenant conscience de ses transformations, la femme se sent mieux dans sa peau, et le fœtus est plus en confiance. La relation que la mère entretient avec son organisme est capitale et il ne faut pas que ses sensations soient source d'anxiété. Des massages lents et doux apprennent à la maman à mieux connaître son corps. Ainsi, la femme est rassurée et le fœtus, très perceptif, ressent sa sérénité.

Communiquer avec bébé pendant la grossesse

Être attentive à son corps est essentiel pour la mère, car l'enfant prend vie et tente de rentrer en communication avec ce qu'il perçoit comme extérieur. Ses premières sensations s'inscrivent dans sa mémoire et constituent les balbutiements de son histoire relationnelle, avant même sa naissance.

Comment établir un lien étroit avec le bébé dans le ventre ?

Parlez-lui ! Dès le quatrième mois de sa vie intra-utérine, il est capable d'entendre les bruits de son environnement. En premier lieu, il perçoit les battements du cœur de sa mère et les gargouillis de la digestion. Progressivement, il est capable de distinguer des sons provenant de l'extérieur. Dans le ventre, les bruits sont assourdis : le fœtus est donc plus sensible aux tonalités graves, aux vibrations qui traversent le liquide amniotique et stimulent ses petites oreilles. Le déplacement d'une chaise, une sonnerie de portable, un éclat de rire sont autant d'événements qui animent la vie du bébé. Petit à petit, il va répertorier ses sensations et se créer inconsciemment une mémoire sensorielle qui le rassurera lorsqu'il reconnaîtra une vibration de son environnement. Le fœtus est capable d'identifier particulièrement vite la voix de sa mère, car elle vibre à l'intérieur de son corps. Cette communication construit la relation entre la maman et le bébé qui se découvrent mutuellement. Elle garantit le bon développement de l'enfant qui, une fois en confiance, aura lui aussi envie de réagir en bougeant. N'hésitez donc pas à lui faire écouter de la musique, à lui parler de ce que vous aimez, de ce qui vous fait envie, de ce que vous faites pour lui... Les spécialistes affirment qu'un enfant, à sa naissance, est plus vite calmé par une voix qu'il a déjà entendue lorsqu'il était dans le ventre de sa mère.

Caressez-le ! Si votre bébé réagit au son, le toucher est le sens qui se développe le plus rapidement. L'haptonomie, cette pratique qui consiste à communiquer en plaçant vos mains sur votre ventre, éveille le fœtus, le rassure et montre votre intérêt à son égard. Si le bébé vous répond en appuyant sur votre ventre, caressez cette zone en particulier, pour son plus grand bonheur !

→ Parole d'expert

« L'haptonomie développe une relation à trois. Le papa peut participer et communiquer avec son bébé, lui transmettre son amour… »

Mathilde Escargueil, kinésithérapeute pour enfants

→ Le saviez-vous ?

En massant son bébé, on se plonge inconsciemment dans sa propre enfance et on rattrape un bout de ses souvenirs affectifs.

Le massage prénatal

Le massage du corps est un moyen ancestral d'apaiser son esprit et de se libérer des douleurs. Présent dans de nombreuses traditions à travers le monde, c'est une thérapie efficace du bien-être. Et s'il existe un moment dans la vie d'une femme où celle-ci a besoin de calme et de douceur, c'est bien lorsqu'elle attend un bébé. Cette aspiration de la femme à plus de bonheur et de sérénité explique la popularité du massage prénatal, développé au début des années 1980 par Margaret Elke et également nommé massage latéral. Ses mouvements doux visent à apaiser le corps et l'esprit de la femme enceinte et donc de son bébé, dans un instant de détente partagé. À l'heure où la carrière professionnelle prend de plus en plus de place dans la vie d'une femme, le moment de la conception d'un enfant est particulièrement réfléchi. La grossesse, parfois retardée au profit d'autres objectifs, est donc plus pleinement vécue comme une expérience heureuse. Attentives aux méthodes de santé alternatives, de plus en plus de femmes souhaitent avoir accès aux médecines douces et profiter au mieux des bienfaits de la nature pour elles-mêmes et pour leur bébé.

Les mots pour le dire

« Les bébés ont besoin de lait, mais plus encore d'être aimés et de recevoir des caresses... »

Frédérick Leboyer (gynécologue), *Shantala*

Les professionnels de l'obstétrique reconnaissent l'effet thérapeutique du massage prénatal. Cette technique sûre et naturelle est un accompagnement très important pour le mental de la mère. En cette période particulière où toute l'attention est portée vers le bébé, il est nécessaire de soutenir également la femme enceinte qui, bien que choyée, peut parfois se sentir seule. C'est elle qui donnera un cours heureux à sa période de maternité en gérant ses émotions. Le massage prénatal est une aide pour un développement harmonieux de la grossesse. Il est différent des autres techniques de préparation à l'accouchement, car le massage s'exerce à partir de la 22e semaine de grossesse jusqu'à la naissance de l'enfant. C'est un plus pour l'équilibre de la relation entre la maman et son bébé.

En pratique

Le massage prénatal est inspiré d'une thérapie suédoise, adaptée aux femmes enceintes. C'est un moyen de prendre conscience de la nouvelle occupation de son ventre par le bébé. Il n'y a aucune crainte à avoir, le massage ne fait aucun mal, ni à vous ni à votre enfant. Au contraire ! Vous pouvez le faire chez vous, seule, avec le papa ou chez un professionnel. Vous êtes massée de la tête aux pieds, par de petits mouvements circulaires, pour votre plus grand bonheur et celui de votre bébé.

Il est conseillé d'attendre la 22e semaine, c'est-à-dire le troisième trimestre pour commencer, car durant les premiers mois, des changements fondamentaux s'opèrent dans la vie du bébé. Après ce stade, la position du fœtus s'est stabilisée, vous pouvez vous faire masser en toute sécurité.

Le massage prénatal s'effectue dans la position allongée sur le côté, c'est pourquoi il est également nommé massage latéral. En effet, si la femme enceinte reste trop longtemps sur le dos, le poids du ventre peut entraîner une pression sur les vaisseaux sanguins et gêner la circulation. La position latérale procure un parfait relâchement des muscles du dos et libère les voies respiratoires. On peut ainsi se faire masser l'avant et l'arrière du corps. Pour un massage du dos, il est préférable de se mettre sur le côté gauche, pour que le poids du bébé n'écrase pas le foie. Calez des coussins dans votre dos, c'est un bon moyen pour maintenir vos vertèbres, et regardez devant vous plutôt qu'au plafond pour protéger vos cervicales. Il existe même des oreillers spéciaux avec une ouverture qui permet aux femmes enceintes de s'allonger à plat ventre, quel que soit le stade de la grossesse, en toute sécurité pour le bébé. Ainsi confortablement installée, préparez-vous à un instant de détente partagé. Il n'est pas nécessaire de masser profondément : exprimez ouvertement vos sensations à celui ou celle qui exerce le massage, c'est la meilleure façon de l'optimiser.

Vous pouvez bénéficier d'un massage prénatal chez un professionnel ou à la maison. Pour un pur moment de relaxation, isolez-vous dans une pièce calme, loin du téléphone, des bruits de la rue ou d'autres sources de dérangement. Bien entendu, le masseur ôtera ses bagues, sa montre ou tout autre bijou qui peut égratigner la peau ou faire du bruit, incommoder la maman et le bébé. Mettez une musique douce et aérez la pièce avec un ventilateur. Le bébé sera très sensible à toutes ces attentions.

Les huiles essentielles sont déconseillées pendant la grossesse et également pendant l'allaitement, car elles ont souvent une odeur forte et peuvent causer des réactions allergiques. Il est préférable d'utiliser une lotion neutre de base pure, non parfumée pour une lubrification plus douce. L'huile végétale d'amande douce se révèle excellente pour le massage.

En fonction de vos envies et de votre disponibilité, le massage peut être effectué à tout moment de la journée, pendant 10 à 60 minutes. Certaines femmes choisissent de faire quelques séances espacées, d'autres plus régulièrement, à raison d'une fois par semaine. Le rythme peut évoluer au cours de la grossesse.

→ Bon à savoir !

Au cours du neuvième mois, le massage prénatal est déconseillé sur le ventre, mais peut être exercé sur tout le reste du corps.

Les résultats

Les obstétriciens sont formels, le massage prénatal est aussi efficace pour la mère que pour le bébé. Cette thérapie stimule le fonctionnement des muscles et des articulations, vivifie la circulation du sang et améliore la santé générale du corps et de l'esprit.

→ Top astuce

Une mère en forme, reposée, qui sait se faire plaisir, communique du bonheur à son bébé.

Grâce au massage, les désagréments de la grossesse s'évanouissent et vous pouvez vous concentrer sur le bien-être de l'enfant qui vit en vous. Pour améliorer le confort de votre bébé, commencez par vous délivrer des douleurs physiques.

Sous le poids du fœtus, la femme enceinte peut éprouver des tensions. Le massage prénatal permet de soulager tout le corps et de réduire les douleurs dorsales, lombaires ou les pressions sur le nerf sciatique. Ces symptômes sont dus au déséquilibre du corps, qui nécessite un renforcement musculaire.

- Le massage tonifie les ligaments, étire les muscles et les articulations.
- Les tensions au niveau du dos ou des épaules sont débloquées et vous pouvez prendre une posture plus appropriée pour porter votre bébé.
- De même pour le bas du corps : en stimulant l'irrigation des membres, vous n'aurez plus de sensation de jambes lourdes, de crampes aux

mollets, de varices, d'œdème de pied, de mains gonflées ou de douleurs aux chevilles...

- Les articulations étant étirées jusqu'à leur amplitude maximale, les muscles sont tonifiés et la peau gagne en élasticité. Ainsi, vous limitez l'apparition de vergetures.
- La circulation sanguine et lymphatique est réactivée par le massage, ce qui améliore le système immunitaire.
- Les maux de tête, la congestion des sinus, les brûlures d'estomac, les ballonnements, la constipation et les nausées sont réduits par la même occasion.
- En assouplissant et en tonifiant vos muscles, vous préparez votre corps à l'accouchement, notamment en exerçant le périnée, ce qui permet de raccourcir le temps de travail et de réduire les douleurs.

Bon à savoir !

Par le massage vous améliorez votre santé générale et donc celle de votre bébé tout en préparant son arrivée.

Se détendre : la clé d'un massage réussi !

Si votre corps est détendu, votre mental sera apaisé. Il est tout à fait normal que vous éprouviez du stress lors de la grossesse, l'essentiel étant de savoir le canaliser. Grâce au massage, vous videz votre esprit et apprenez à vous concentrer sur votre respiration, ce qui est très important. Chacun de vos mouvements rythme la vie du petit bout qui grandit en vous. C'est également un exercice de base de la préparation à l'accouchement. Le massage aide à vous relaxer et à chasser toute forme d'anxiété. Des études menées par des chercheurs du CNRS montrent que le stress pendant la grossesse peut retarder le développement neurologique du fœtus et être la cause d'hyperémotivité ainsi que d'insomnies chez l'enfant après la naissance.

Le saviez-vous ?

La tension nerveuse est aussi néfaste que le tabagisme chez la femme enceinte.

Cultiver sa sérénité est une méthode efficace pour prendre soin de son bébé. Depuis les révélations de Françoise Dolto, pionnière de la psychanalyse de l'enfant, nous sommes d'ailleurs certains que le fœtus développe ses sens dès le quatrième mois en percevant les mouvements et les bruits de la mère. Une étude très sérieuse, menée par le docteur Tiffany Field de l'université de médecine de Miami, a démontré qu'après un massage le taux d'hormones de stress réduit de manière significative. Le bébé profite des caresses qui le sécurisent, et le bien-être de sa mère encourage son épanouissement affectif. La relaxation conduit à une approche enrichissante, sur le plan émotionnel, des différentes étapes de la grossesse. Le système hormonal est plus stable, ce qui équilibre la structure psychologique de la future maman et réduit l'anxiété, ainsi que les troubles du sommeil. Le massage prénatal rend le bébé heureux et vous aide à vous sentir plus légère.

À retenir !

Avant de commencer une thérapie de massage prénatal, il est nécessaire de prendre en considération quelques contre-indications. Consultez un médecin si vous présentez l'un des symptômes suivants : perte importante (aqueuse ou sanguine), diabète, maladie contagieuse, fièvre, vomissements, hypertension, nausées matinales, douleur abdominale ou diarrhée. Le gynécologue ou le massothérapeute sauront vous conseiller.

Veillez également à ne pas masser une peau irritée par des coupures, des boutons, des ecchymoses, des varices dilatées ou des zones infectées.

Il faut prendre une précaution supplémentaire : ne pas exercer une pression forte et prolongée sur la zone située entre l'os de la cheville et le talon. Selon les réflexologues, ce point est relié à l'utérus et au vagin. Un appui sur cette zone risque de provoquer un mouvement d'expulsion et un travail prématuré. Vous pouvez masser toutes les autres parties des pieds.

Le rôle du père

Le papa du futur petit bout peut devenir le masseur officiel s'il le désire, ou accompagner la maman chez le thérapeute. Il est facile de s'initier aux mouvements de base du massage prénatal et c'est une très bonne manière de s'impliquer dans la préparation de l'arrivée du bébé. Ainsi, ses caresses réconforteront la mère, et le père entrera dans une relation plus étroite avec le fœtus qui grandit. Le papa crée, par l'imposition de ses mains, une communication affective tout en procurant un grand moment de détente. Plus le bébé est choyé, plus il reçoit de la tendresse, et plus la relation avec ses parents sera forte après sa naissance. C'est un autre moyen de souder des liens de famille en attendant qu'elle s'agrandisse.

LA MATERNITÉ SELON LES PRINCIPES DE L'AYURVÉDA

L'ayurvéda est une médecine douce venue d'Inde, qui considère l'homme comme relié aux cinq éléments de la nature. Cette tradition ancestrale et sacrée renseigne en détail sur les différents stades de la maternité, du point de vue de la mère comme de celui du fœtus. Elle explique que les différentes composantes de la vie de la mère influent sur le développement de l'harmonie psychologique du bébé. La stimulation de sa créativité, l'éveil artistique, l'enrichissement de sa vie émotionnelle et sensorielle sont autant d'expériences qui apportent de l'énergie positive au bébé. C'est en ce sens que le massage prénatal éveille le fœtus. De plus, la mère se sent parfois endolorie par la grossesse. Le massage permet de réveiller la fibre naturelle des énergies du corps en réhabilitant le toucher.

Comme nous l'avons expliqué, il est préférable de laisser le fœtus se développer sans intervention extérieure les premier et deuxième trimestres. Ensuite, l'ayurvéda conseille de masser les jambes et le dos de la maman, qui jouent un rôle essentiel dans le positionnement de la femme enceinte.

Le fœtus doit être stimulé mais pas dérangé. Cela nécessite une bonne connaissance du corps de la part du masseur. Il est conseillé de s'adresser à une personne qualifiée pour faciliter le dialogue. Il faut que la mère et l'expert concentrent leurs efforts sur la réunification de l'être et non sur l'expulsion des énergies. Le massage ayurvédique doit se terminer par quelques pressions pour enraciner les forces énergétiques, puis le spécialiste recouvre la mère d'une serviette chaude et la laisse seule pour se reposer. Ces techniques permettent à la maman et au bébé de s'accorder une pause et de se sentir plus détendus.

➔ Les mots pour le dire

« Mettre au monde, c'est prolonger l'œuvre de l'amour et le sublimer ! »

Jean Gastaldi, *Le petit livre de la Maman*

Chez un professionnel

C'est un véritable massage à trois. La confiance entre la mère, l'enfant à naître et le masseur doit être absolue. Le massage ne doit pas provoquer de douleurs, il est donc important qu'une réelle communication s'instaure sur la base de l'honnêteté. Ainsi la mère peut parler librement de ses sensations et le thérapeute adaptera la pression exercée.

Il faut s'assurer que le massothérapeute est expérimenté en massage prénatal. En général, les sages-femmes sont de bon conseil, car il n'existe pas de registre des kinés spécialisés en massage pour femmes enceintes.

Selon les thérapeutes, le prix des séances varie entre 30 et 80 euros la séance d'une heure de massage. S'il est réalisé par un kiné et reconnu comme préparation à la naissance (une mère détendue, c'est un accouchement réussi), les séances peuvent être partiellement remboursées.

➔ En bref !

Vous l'avez compris, le massage prénatal aide la mère à développer une écoute fine aux changements de son corps, qui réduit son inquiétude. Cette méthode permet d'apporter une réponse adéquate aux signaux du bébé et de lui assurer une atmosphère de douceur. Revitalisée par le massage, la maman entre en relation avec sa force intérieure pour dépasser les inconforts de la grossesse et se concentrer sur le bien-être du bébé. Garder la forme, se faire plaisir, parler au bébé, le caresser sont autant de préparations à sa venue au monde.

➔ Un massage pour les nouvelles mamans

Un bon massage sur la nouvelle mère est aussi une aide précieuse. Il agit avant tout sur le plan physique : il dilate les vaisseaux, ce qui favorise la circulation sanguine, soulage la congestion et les spasmes musculaires. Mais son action bénéfique s'exerce aussi sur le plan mental : le massage offre un moment de contact physique et de caresses et permet ainsi à la maman de résister à la dépression postnatale, qui touche une femme sur dix.

À la naissance : apprenez au bébé à se détendre !

Des massages doux, qui ressemblent presque à des caresses, se révèlent très bénéfiques pour le développement des bébés. Ils épaississent les couches protectrices des nerfs, aident la circulation sanguine gênée par les mauvaises postures, soulagent les crampes, favorisent la sécrétion des hormones de la croissance... Un enfant cajolé régulièrement grandit bien physiquement, communique mieux avec ses parents et a un meilleur développement mental.

➔ Le saviez-vous ?

Pour ces mêmes raisons de contact, les animaux lèchent leurs bébés dès la naissance.

Si votre bébé est trop accroché à vous…

Stimulez son 2e chakra, celui de l'indépendance.

> **Pour ce faire, caressez tous les jours** avec de très légers effleurements la base de la colonne vertébrale, le sacrum et le ventre de votre enfant. Ensuite, prenez-le contre vous, serrez-le dans vos bras pendant une dizaine de minutes.
> **Sur une douce couverture, allongez-le sur le ventre.** Mettez-vous sur le ventre aussi, appuyez-vous sur vos coudes et regardez-le jouer. Ainsi vous resterez en contact chaleureux avec lui et prolongerez les bienfaits de l'exercice.

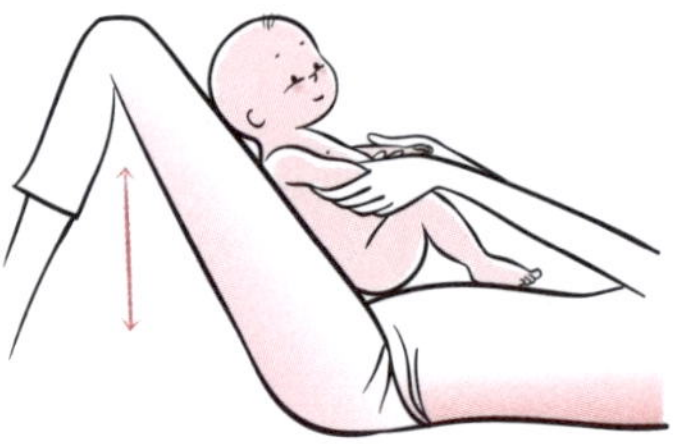

> **Par la suite, allongez-vous sur le dos** et pliez vos genoux. Prenez votre bébé et posez-le, le ventre sur vos genoux et le visage vers vous.
> **Tenez-le bien par les bras,** regardez-le droit dans les yeux et balancez vos genoux vers le haut et vers le bas. Commencez par de tout petits mouvements pour ne pas l'effrayer. Il s'habituera peu à peu et se détendra au fil du temps.
Cet exercice l'aidera à surmonter ses peurs et son sentiment d'insécurité.

PRÉPARATION À L'ACCOUCHEMENT ET MASSAGE PRÉNATAL

Le massage prénatal est un très bon complément aux préparations techniques traditionnelles de l'accouchement. Pendant votre grossesse, grâce aux techniques douces de ce massage, vous et votre bébé vous sentirez protégés. C'est également un très bon moyen de surmonter les périodes de légère déprime après l'accouchement, d'évacuer toute la fatigue accumulée et de vous sentir plus zen. Le bébé sera prêt à être accueilli dans un monde de douceur et de sérénité. De plus la relation entretenue avec le fœtus pendant la grossesse prépare à un allaitement maternel réussi.

Les mots pour le dire

« Mettre au monde son enfant, c'est se donner soi-même pour toujours ! »

Jean Gastaldi, *Le petit livre de la Maman*

Le saviez-vous ?

Un massage du ventre pendant la grossesse prépare le bébé et la maman à l'accouchement. Ainsi, la femme gérera au mieux les contractions fortes de l'utérus pendant le travail. Rappelons que ces contractions, aussi douloureuses soient-elles, sont nécessaires pour masser bébé, stimuler son système et ses organes nerveux, favoriser sa circulation sanguine et le développement de ses muscles.

Bon à savoir

Le vernix caseosa, la substance graisseuse blanche couvrant la peau du nouveau-né, hydrate et protège le bébé dans le ventre maternel. Il est riche en vitamine K et est considéré comme « l'huile de massage optimale ». Pour prolonger les bienfaits du vernix caseosa, dans certaines maternités, on évite de laver bébé immédiatement après sa naissance.

LE MASSAGE DU PRÉMATURÉ

Lorsqu'un bébé naît prématuré, tous les plans idylliques des parents s'effondrent. Les scènes imaginées de l'accueil chaleureux, dans la tranquillité et la joie... sont remplacées inévitablement par une brutale peur, par la seule et unique envie : assurer la survie de son enfant. Un sentiment d'impuissance précipite souvent les parents dans un cercle douloureux : culpabilité intense, choc, colère, dépression, parfois même déni... Après la venue prématurée de leur nourrisson, les parents deviennent obsédés par l'amélioration de l'état de santé de leur enfant, sa prise de poids, les battements de son cœur, etc. Ainsi, ils s'efforcent de trouver les bons moyens afin d'aider autant que possible leur bébé et de créer un lien affectif profond.

Sans oublier toutes les manipulations médicales, les injections, les contrôles, et les lumières vives et agressives... Cela, malheureusement, crée des distances entre le nourrisson, sa famille et le monde.

Le premier geste à effectuer, probablement le plus important pour l'équilibre psychique et physique du bébé et des parents, c'est de faire du peau à peau. Sachez que de plus en plus de médecins et de maternités sont unanimes. Ils conseillent le « peau à peau » chez les petits prématurés, comme alternative à la couveuse. Ce contact affectif arrive souvent à atténuer l'hypertonie, le réflexe d'évitement, voir la fréquence des phases d'apnée.

À retenir !

Au lieu de vous préoccuper du taux d'oxygénation ambiant ou de son alimentation, vous devez parler énormément à votre nouveau-né pour entrer en contact avec lui, le sécuriser et le rassurer.

Le massage s'avère très bénéfique pour les enfants prématurés : il favorise la prise de poids et aide le développement des systèmes circulatoire, endocrinien, respiratoire, sensoriel. Cependant pour les prématurés le toucher est avant tout associé aux soins médicaux et ils ne réagissent pas toujours favorablement aux caresses et aux massages. Si c'est le cas de votre bébé, armez-vous de patience.

Au début, il est important d'agir très progressivement, avec beaucoup de douceur et de tendresse. Respirez lentement, détendez-vous. Pour un premier contact, vous pouvez juste poser votre main sur la peau de votre enfant. En le regardant dans les yeux, affirmez-lui votre amour, rassurez-le, dites-lui que vous l'aimez et que vous serez toujours là pour lui, pour lui apporter du bonheur et du plaisir. Dites-lui qu'il est le plus courageux bébé sur terre… Un petit bout a besoin de votre confiance et de votre force. Laissez-le s'habituer à votre toucher, et bientôt il vous reconnaîtra, appréciera et recherchera vos caresses. De retour à la maison, vous pourrez lui prodiguer ces massages si bénéfiques pour lui.

Top astuce

Placez près de votre bébé une peluche avec un mécanisme amovible qui diffusera votre voix ou vos battements de cœur, enregistrés préalablement. Il se sentira proche de vous, rassuré, il s'apaisera naturellement.

Plusieurs études ont démontré les effets positifs du toucher chez les nouveau-nés. Il a été établi que le massage des prématurés améliore leur croissance. La psychomotricienne Laurence Vaivre-Douret insiste sur l'importance du toucher dans le développement du bébé et du jeune enfant. Pratiqué dans les centres de prématurés, dès leur naissance, le massage favorise le gain de poids, influence la formation des os, baisse le taux d'hydrocortisone (un indice de dépression). L'urine d'un bébé massé contient moins d'hormones de stress. Ainsi, tous ces bienfaits réduisent le temps d'hospitalisation. Des améliorations évidentes sur l'éveil ont également été prouvées.

Attention ! Un prématuré est un bébé fragile ! Toute manipulation et intervention doit se faire impérativement avec beaucoup de précautions et de délicatesse. Armez-vous de patience, vous l'aiderez à mieux tolérer la stimulation.

Bon à savoir !

Le massage d'un bébé prématuré diffère un peu de celui d'un bébé né à terme. Généralement, on commence par le dos, la partie qui a été la moins investie. On n'emploie pas toute la main pour effectuer les gestes de massage, seulement deux ou trois doigts.

Quelques techniques

Il ne s'agit pas là de massages traditionnels, mais plus de caresses douces et affectives. Dès que vous en avez la possibilité, caressez sa tête, ses épaules, son dos, mais aussi les bras et les jambes. Ne touchez pas son ventre et sa poitrine, ni ses pieds, car pour l'instant ils sont encore trop sensibles. Vous aurez l'occasion de le faire plus tard.

Top astuce

Votre corps a été fortement bouleversé par tous les changements brusques d'une naissance prématurée. Libérez-vous de vos tensions, offrez-vous un massage… votre bébé ressentira votre bien-être et réagira plus positivement à vos échanges.

L'étude…

Le docteur Tiffany Field du *Touch Research Institute* aux États-Unis a constaté que les bébés prématurés stimulés par les massages et la voix maternelle se développent plus rapidement. Leurs systèmes sensoriel, respiratoire, endocrinien et circulatoire fonctionnent mieux.

Une autre étude effectuée sur des bébés nés avant terme dévoile qu'à l'âge de 6 mois les nourrissons ayant été massés obtenaient de meilleurs résultats aux tests de quotient intellectuel que les autres.

➔ Bon à savoir !

Les petits prématurés associent le toucher aux gestes médicaux. Ils pleurent souvent lorsque leur mère les touche. N'ayez pas peur, laissez tout simplement votre main détendue sur la peau de votre bébé et soyez attentive à ses réactions. Il va rapidement apprendre à distinguer votre toucher de celui des autres. Ainsi vous instaurerez la confiance, essentielle pour son bon développement.

À PARTIR DE QUEL ÂGE MASSER BÉBÉ ?

Au début...

On peut commencer à masser le bébé dès la naissance, mais les parents préfèrent souvent attendre l'âge d'1 mois, car le bébé est encore trop attaché à la position fœtale, ne répondant au monde extérieur qu'avec des réflexes bien connus : si vous le mettez sur le dos, il tournera sa tête sur le côté et se repliera, si vous mettez votre index dans sa main, il refermera ses doigts et le serrera si fort que vous aurez du mal à le retirer....

Vers 3 semaines, les réflexes commencent peu à peu à céder la place aux mouvements plus volontaires : il s'étire, tourne la tête, met sa main dans sa bouche. Le premier mois est également le début du comportement social du bébé : il réagit à certains sons, à la voix de sa maman, il sourit sans raison, il perçoit des mouvements à 40-50 centimètres de lui, etc.

Vous pouvez, à cet âge, le poser de temps en temps sur le ventre, à condition de rester à côté de lui, bien sûr. Il se servira de ses avant-bras, de ses coudes et de sa poitrine pour soulever et faire tourner sa tête, un peu comme s'il faisait la posture du cobra du yoga. Ainsi, il travaillera les muscles de son cou. S'il fait cet exercice régulièrement, il pourra, peu à peu, se libérer de la flexion de la naissance. Mais attention, il se peut que votre bébé ne soit pas prêt pour ces exercices, ne le forcez pas. Chaque enfant a son propre développement, ne le comparez surtout pas aux autres et laissez-le aller à son rythme.

Et si à 6 semaines, il n'arrive toujours pas à rester sur le ventre, aidez-le en mettant une serviette enroulée sous ses bras (ou en surélevant son tronc avec votre main), pour qu'il puisse garder ses coudes en avant.

Vous pouvez aussi, plusieurs fois par jour, le prendre sur vos cuisses et lui caresser le dos. C'est un autre moyen de renforcer son cou.

Bon à savoir !

Ne posez jamais votre enfant sur une couverture, ou une serviette, qui a été nettoyée à sec. Car ce type de nettoyage utilise des produits chimiques qui peuvent causer des maladies ou des troubles respiratoires.

Vers 2 mois...

Peu à peu, votre bébé commence à se développer, il est moins replié lorsque vous le posez sur le dos, bouge ses jambes, ses bras, même s'il n'a toujours pas une coordination parfaite de ses mains. Il arrive à garder sa tête dans l'axe sans qu'elle tourne.

Quant au comportement social, votre bébé, à l'âge de 2 mois, commence à émettre des sons, à sourire, à fixer des visages un peu plus éloignés. Sachez aussi qu'il est très sensible à vos émotions, même si cela ne se voit pas.

Techniques ayurvédiques pour les tout petits

Pour renforcer les muscles et fortifier le cou

1. > **Asseyez-vous par terre,** prenez votre bébé contre vous, ses genoux devant rester ouverts, des deux côtés de votre ventre. Restez dans cette position pendant quelques minutes en regardant votre bébé dans les yeux. Attention, soutenez bien son dos ! Cet exercice est très utile, car il ouvre et fait travailler ses hanches.

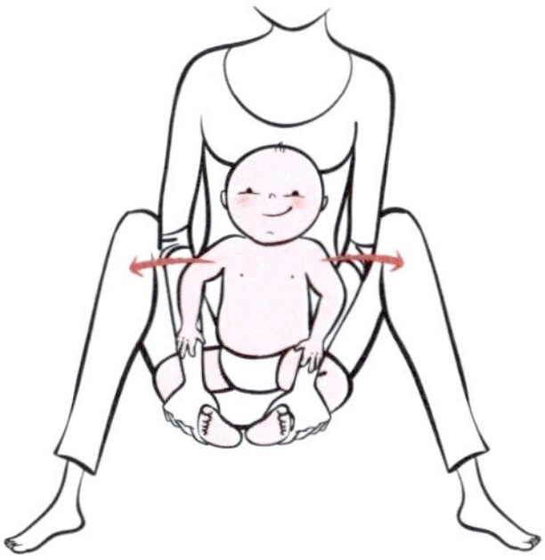

2. > Restez assise et écartez vos cuisses. Asseyez votre bébé devant vous, entre vos cuisses, son dos contre votre ventre.
> Soutenez-le en passant vos bras sous ses aisselles et autour de sa taille. Lorsque vous êtes bien installés tous les deux, prenez ses pieds (ses jambes restent légèrement pliées) et faites en sorte que les plantes de ses pieds se touchent.
> En gardant ses pieds collés l'un à l'autre, inclinez-vous un peu en arrière et faites-le balancer à gauche et à droite plusieurs fois.

La deuxième partie de cet exercice est à faire seulement si vous ne sentez aucune résistance de la part de votre bébé. En gardant la position assise et les pieds joints, essayez de rapprocher ses pieds vers son nombril. Essayez ensuite de soulever ses pieds au-dessus de ses hanches.

Au cas où vous sentiriez une résistance, ne forcez pas ! Allez-y doucement, respectez le rythme de votre bébé. Vous pouvez vous contenter de répéter le premier exercice plusieurs fois par jour, cela assouplira ses articulations, ouvrira ses hanches, et le jour où le bébé sera prêt, vous passerez à cet exercice.

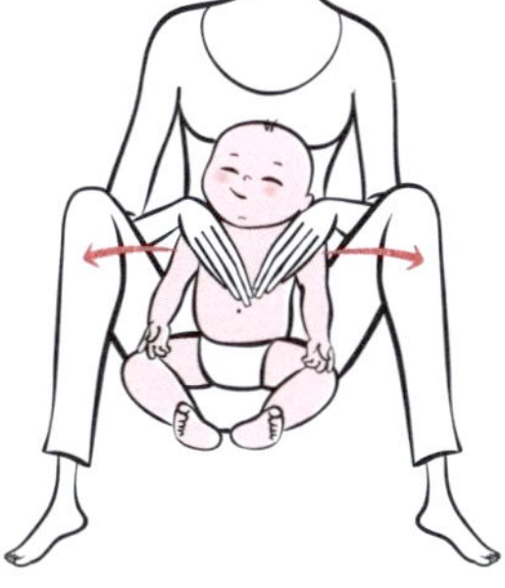

3. > Partez de la même position que l'exercice précédent : vous et votre bébé assis par terre et légèrement inclinés en arrière pour que votre bébé puisse s'appuyer contre vous.
> Pendant que vous le balancez à gauche et à droite, posez vos mains sur ses épaules.
> Ramenez ses bras sur les côtés, baissez-les et ouvrez-les vers l'extérieur. Massez ensuite la poitrine et les épaules en gardant ses bras toujours sur les côtés.

Cet exercice est très bénéfique pour le développement du système respiratoire et des muscles des bras et des épaules.

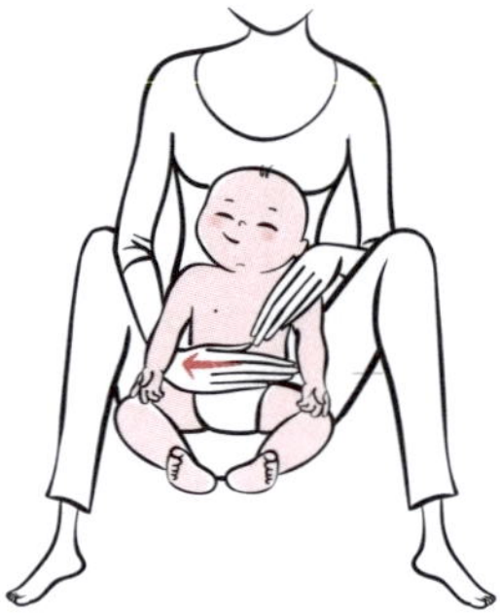

4. > Toujours dans la même position, posez votre main sur son ventre et massez-le en le bougeant de gauche à droite.
Ce massage facilitera la digestion.

Ces quatre exercices aident au développement du thorax, de la partie haute du corps et de la colonne vertébrale, renforcent les muscles et fortifient le cou. Votre bébé pourra ainsi tenir sa tête droite et son menton rentré.

➔ Le saviez-vous ?

Le menton rentré, très important non seulement pour les bébés mais aussi pour les adultes, fait partie de plusieurs postures du yoga. En positionnant notre tête de cette façon, nous soulageons les muscles porteurs des tensions qu'ils subissent.

Pour détendre les jambes

1. > Allongez votre bébé sur le dos, devant vous, entre vos cuisses. Mettez de l'huile de massage sur vos mains. Passez vos deux mains, l'une après l'autre, sur toute la longueur des jambes de bébé. Soyez ferme dans vos gestes.

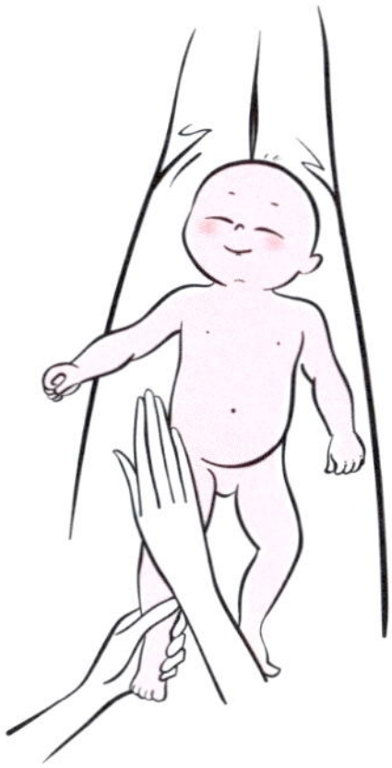

2. > Le bébé est toujours allongé devant vous. Avec votre main gauche, prenez sa cheville gauche.

> Avec la paume de votre main droite, massez l'avant et l'arrière de sa cuisse.

> Passez ensuite à la cuisse droite, que vous tiendrez avec votre main droite et masserez avec la main gauche

3. > Massez l'arrière de sa jambe avec vos deux mains. En partant de l'arrière de sa cuisse, descendez vers le mollet, puis vers les pieds en tirant légèrement.

Ces trois exercices favorisent la circulation sanguine et lymphatique, détendent les jambes et travaillent leur souplesse.

Vers 3 mois

Vous pouvez commencer à masser la poitrine de votre bébé. En ouvrant la poitrine, ces techniques aideront au développement de sa respiration, renforceront son dos et l'aideront à mieux bouger ses bras. Elles ne sont pas obligatoires, mais apportent un vrai plus : la stimulation et l'éveil de votre bébé.

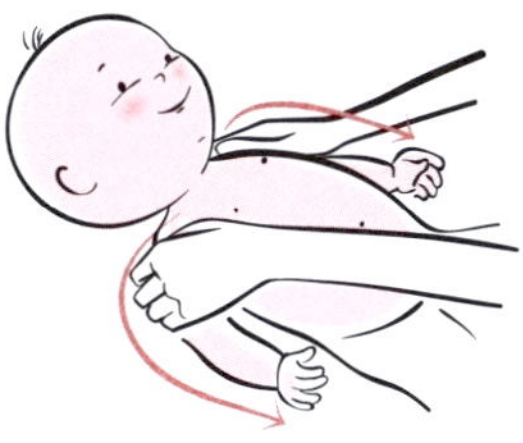

> Allongez votre petit bout sur le dos devant vous et posez vos mains sur sa poitrine.

> Faites glisser vos deux mains en même temps vers le bas du ventre.

> Ensuite, faites-les glisser sur toute la longueur des bras en tirant légèrement. Répétez cet exercice plusieurs fois.

Attention, si vous voulez ouvrir les bras de bébé vers l'extérieur, ne le faites jamais directement, cela peut être très douloureux pour lui. Vous devez d'abord les tirer vers le bas, sur les côtés, et alors seulement vous pouvez les ouvrir vers l'extérieur.

À partir du quatrième mois, vous pouvez effectuer un massage complet de votre bébé, pour son plus grand plaisir et bien-être.

À retenir !

Les spécialistes situent le moment idéal pour le début des massages entre 2 et 8 mois.

La durée du massage est variable, la moyenne est de 30 minutes, mais cela dépend fortement de l'âge de l'enfant et de son habitude des massages. Les premiers gestes sur les tout petits durent quelques minutes seulement ; de 4 à 12 mois on va généralement jusqu'à 15-20 minutes ; et vers 12 mois, jusqu'à 30 minutes. Après 2 ans, la durée de la séance de massage dépend surtout de la patience de bébé.

Massages du monde

En Orient, on pratique le massage des tout petits depuis des millénaires : les premières traces remontent à 3000 avant J.-C. ! Cette pratique ancestrale n'a commencé à se diffuser dans la culture occidentale qu'à la toute fin des années 1970, grâce à l'Américaine Vimala Schneider McClure, qui avait découvert le rituel du massage des bébés dans les orphelinats indiens.

En Europe, les travaux de l'anthropologue anglais Ashley Montagu et du gynécologue français Frédérick Leboyer ont notamment contribué à faire connaître les vertus du massage du nourrisson, en mettant en avant l'importance du toucher dans son développement harmonieux et dans la communication entre parents et enfant.

Plus qu'un simple moment de détente et de relaxation, le massage est en effet l'occasion de nouer un lien très fort avec son enfant et ses bienfaits sur la santé sont avérés. Il améliore la qualité du sommeil, soulage les petits maux de ventre en améliorant la digestion, favorise la détente articulaire, renforce l'élasticité musculaire... Dans les pays où l'accès aux soins médicaux est un luxe, le massage du bébé est un véritable geste santé. Les mamans massent leur petit quotidiennement et se transmettent ce savoir-faire de mère en fille.

Partez à la découverte des massages du monde ! Shantala, shiatsu, tui na, thaïlandais, suédois, réflexologie plantaire... Autant de gestes et de traditions différents pour masser bébé... tout en variant les plaisirs !

DU MASSAGE AYURVÉDIQUE AU SHANTALA (INDE)

En Inde, le massage du corps avec de l'huile (l'*abhyanga*) fait partie intégrante de la médecine traditionnelle ayurvédique. L'ayurvéda – littéralement, « la science de la vie » – est une véritable philosophie de vie, qui propose un bien-être durable et considère l'homme dans sa double dimension physique et spirituelle. Dans la tradition indienne, les quatre premiers objectifs de la vie humaine sont : accomplir son chemin (*dharma*) ; acquérir l'aisance matérielle (*artha*) ; satisfaire ses désirs (*kama*) et atteindre la libération (*moksha*).

Le massage permet d'harmoniser les trois éléments constitutifs de l'être, les *dosha* (« humeurs », ou « forces vitales ») *vatta*, *pitta* et *kapha*, qui déterminent la nature profonde de chacun. Grâce à la synergie des huiles et des techniques manuelles employées, l'*abhyanga* draine les toxines vers le système digestif et permet de rétablir l'harmonie générale. Il est idéal pour lutter contre la fatigue, les tensions ou la dépression, et pour réduire ou renforcer tel ou tel *dosha*. On ne masse pas de la même manière ni avec la même huile un enfant rond, un enfant qui dort peu, un enfant gourmand, un bébé aux membres fins et délicats... Dans la médecine ayurvédique, le type de constitution de la personne est déterminant.

La tradition du massage est ancrée depuis des siècles en Inde. On le pratique régulièrement sur la femme enceinte avec des huiles adaptées, afin de la relaxer et de la préparer à l'accouchement.

Il existe également tout un rituel autour de la venue au monde. Le shantala (nommé ainsi en hommage à la femme qui initia le gynécologue Frédérick Leboyer au massage des bébés, à Calcutta) porte en Inde le nom de *prishti kara tirumu*, littéralement « qui favorise la croissance ». Venu du Kerala, une région du sud de l'Inde, ce massage traditionnel aide le développement psychique et physique de l'enfant. Bien plus qu'un simple massage, le shantala développe la communication et instaure un lien très fort entre la mère et l'enfant grâce au regard, aux mains et à la voix.

Les bons gestes

Le bébé est massé dès qu'il vient au monde. Il est de préférence nu, sa maman assise en tailleur devant lui. Pendant les trois premières semaines, les Indiennes massent le corps du nourrisson avec une pâte faite de farine de blé humide, trempée dans de l'huile d'amande douce. À la fin du premier mois, lorsque son corps est moins fragile, le bébé est massé à l'huile douce (amande, carthame, sésame, noix de coco…) et directement avec les mains. Il est placé sur les genoux de sa mère qui l'enveloppe de larges mouvements. Les trois premiers mois, les mamans concentrent leur action sur les zones à fortifier : le dos, les bras, les jambes, la tête, les mains et les pieds…

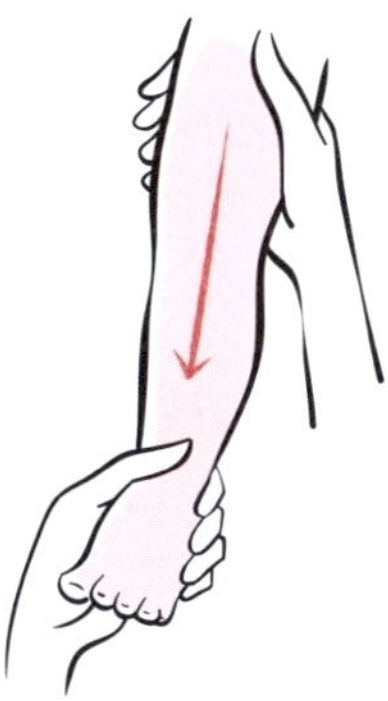

> **Le massage commence par les membres inférieurs.**
> **La mère prend le haut de la cuisse** de son bébé dans ses deux mains, elle l'enroule vers l'intérieur tout en descendant vers le pied.
> **Dans un deuxième temps,** elle enveloppe la hanche d'une main en étirant jusqu'à la pointe des pieds.

> **Puis elle masse le talon** de l'enfant en effectuant des mouvements en V vers le haut, du talon aux orteils.

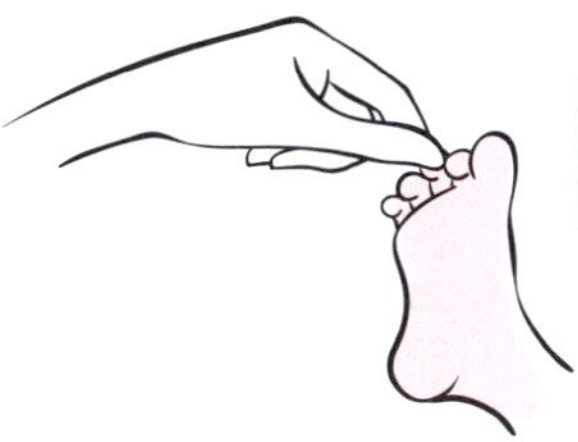

> **Ensuite, elle effeuille** comme une marguerite les orteils afin de dégager les ondes positives.

La mère masse ensuite le haut du corps, en refaisant les mêmes gestes que pour les membres inférieurs.

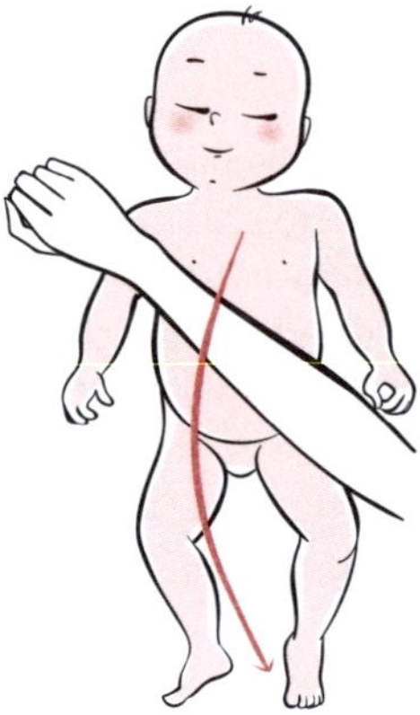

> **Elle effectue de petits mouvements circulaires** sur le ventre dans le sens des aiguilles d'une montre pour stimuler le transit, avant de pratiquer un geste que l'on appelle « la griffe de l'ours » : elle pose son avant-bras sur l'enfant, en diagonale, et le laisse glisser en caressant le torse et les jambes jusqu'aux pieds.

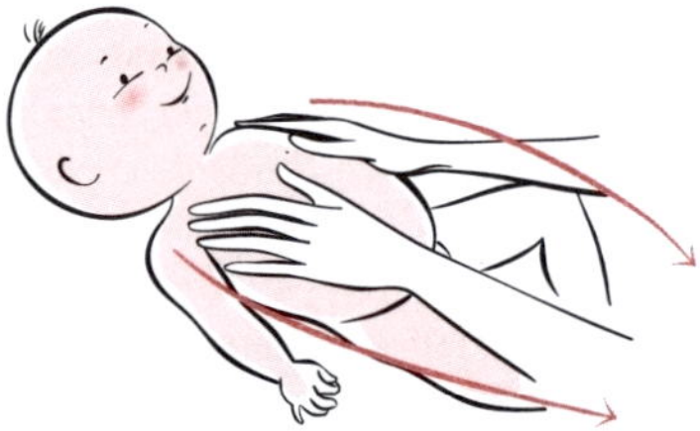

> **La maman retourne l'enfant** et reproduit les différents massages. Une fois le bébé à nouveau sur le dos, elle masse l'ensemble du corps en partant du crâne et en passant sur les bras, les jambes et les pieds.

> **Le massage s'achève** par un câlin corps à corps.

Le shantala favorise une détente profonde ; il améliore la mobilité articulaire, renforce l'élasticité des tissus musculaires et ligamentaires, permet une bonne digestion, une meilleure respiration et élimination, il facilite l'endormissement... Au-delà de tous ses bienfaits sur la santé, le shantala est un formidable moment de partage entre la maman et son bébé.

LE MASSAGE SHIATSU (JAPON)

Célèbre dans le monde entier, le shiatsu est une technique de massage japonaise pratiquée depuis des millénaires : en travaillant à la fois sur le physique et le mental, il apporte relaxation et sérénité à l'organisme, éprouvé par la vie quotidienne. Ses principes reposent sur l'énergétique chinoise du yin et du yang : du flux et du reflux de ces deux forces opposées et complémentaires naît l'énergie *ki* ou *qi* en chinois, qui circule le long des méridiens. Le shiatsu consiste en une pression des doigts sur les différents points d'acupuncture (*shi* signifiant doigt et *atsu*, pression) situés le long des méridiens, afin de mieux faire circuler l'énergie dans le corps et de corriger les dysfonctionnements internes. Adapté à la femme enceinte (il doit être effectué avec précaution par un spécialiste, car il y a certains points à ne pas stimuler pendant la grossesse), il permet d'agir positivement sur le *ki* et de bien préparer l'accouchement.

Les bienfaits du massage shiatsu sur le bébé sont multiples : outre le renforcement du lien avec le parent, il favorise éveil et bien-être, contribue à le soulager des petits maux quotidiens (coliques, poussées dentaires...), renforce son immunité...

Les bons gestes

Le masseur adapte le rythme du massage à la respiration de celui qui reçoit le shiatsu. Il réalise une pression rythmique de quelques secondes sur les points de pression avec les doigts, les paumes, les coudes, les poings, les avant-bras et même parfois les genoux ou les pieds. Tout le corps peut servir au massage, qui inclut également des manipulations douces et des étirements. Pour masser leur bébé, les parents préfèrent la douceur de leurs mains, et utilisent notamment la technique de l'empaumage.

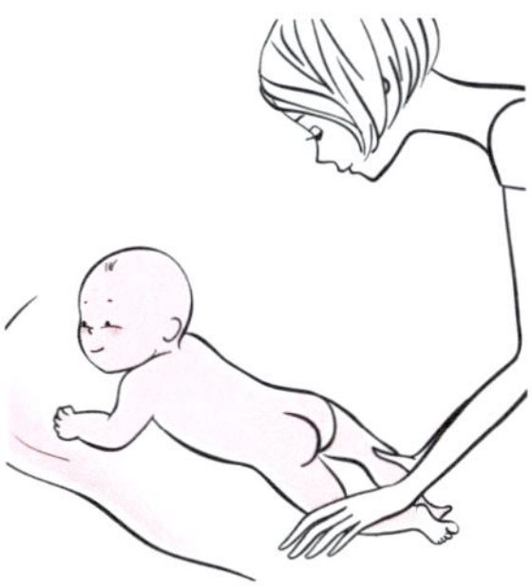

> **On n'appuie surtout pas,** mais on fait peser son corps pour exercer la pression (qui doit rester douce et légère si l'on masse un jeune enfant).

LE TUI NA (CHINE)

Pratiqué depuis plus de 2000 ans, le massage tui na (*tui* signifiant pousser et *na*, saisir) est l'une des cinq branches de la médecine traditionnelle chinoise. S'inspirant des pratiques des moines taoïstes qui connaissaient le lien entre santé du corps et santé de l'esprit, le tui na repose sur un concept énergétique du corps et de l'environnement : il permet de rétablir une circulation harmonieuse du *qi*, l'énergie fondamentale. Le tui na comprend plus de trois cents manipulations différentes ! En Chine, on l'utilise à des fins préventives et thérapeutiques chez l'adulte et l'enfant, les points de pression différant selon l'âge. On peut pratiquer le tui na dès la naissance, et continuer à masser l'enfant jusqu'à ses 5 ans. Les méridiens des tout petits étant encore en construction, beaucoup de techniques se font sur leurs mains, qui sont le point de jonction d'une partie d'entre eux. Le tui na contribue à renforcer les défenses immunitaires et le développement psychomoteur de l'enfant, à lui donner conscience de son corps ; il l'aide à développer sa confiance en lui, et a un effet bénéfique sur les petits ennuis de santé quotidiens : rhume, toux, asthme, diarrhée, constipation, anxiété, troubles du sommeil...

Les bons gestes

Le tui na repose sur des pressions, des pincements, des appuis et des frictions effectués le plus souvent avec les doigts, les poings, les avant-bras ou les coudes, mais aussi avec les genoux, les pieds et même parfois le crâne... On commence par masser le visage, puis les bras, les mains, la poitrine, le ventre, les jambes et le dos. On insiste sur les parties bloquées, les raideurs, les organes qui ne fonctionnent pas bien. Ainsi, on stimule certains points spécifiques placés le long des méridiens, qui sont en quelque sorte des portes qui permettent de libérer l'énergie bloquée. En les stimulant, on détend le bébé et on soulage certains de ses maux.

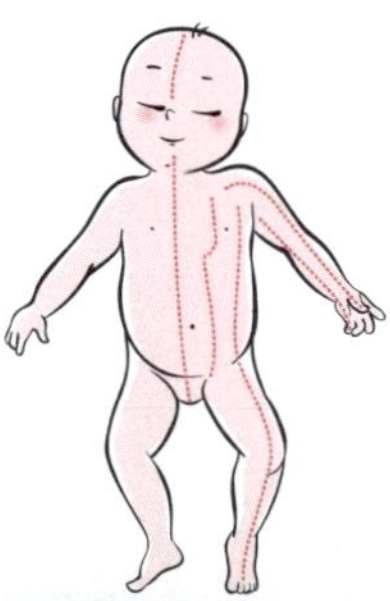

> **La technique la plus caractéristique du tui na est le *gunfa*.** C'est une technique de rotation : on effectue un roulement alterné de gauche à droite, dont l'amplitude, la vitesse et la pression sont très codifiées et varient selon la constitution du patient.

LE MASSAGE EN AFRIQUE

Pratiqué depuis des siècles en Afrique, le massage du bébé est une tradition qui se transmet de mère en fille. Le massage de l'enfant est préventif, curatif, mais aussi relaxant. Les mères commencent à masser leur enfant dès la naissance et continuent pendant sa petite enfance, jusqu'à ses 4 ans. Les techniques de massage et les produits utilisés varient selon les pays. En Afrique du Nord, on masse de manière ferme et rythmée le bébé avec de l'huile d'olive, de sa naissance à ses 3 ou 4 ans. En Afrique subsaharienne, les mamans utilisent du beurre de karité ou de l'huile de palme pour masser leur enfant de manière vigoureuse. La principale originalité du massage africain réside dans le fait qu'il varie selon le sexe de l'enfant.

Les bons gestes

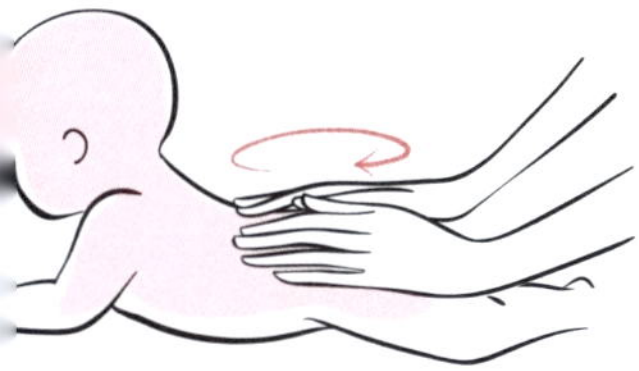

> **Pour une fille,** la mère mettra l'accent sur le ventre et les fesses, zones par excellence de la maternité : on la prépare ainsi à l'enfantement futur.

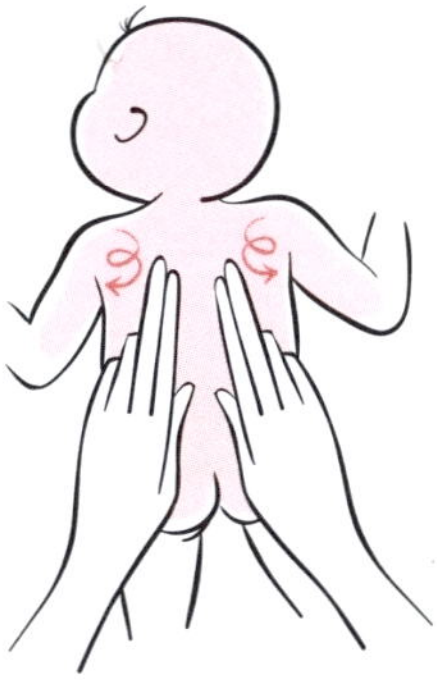

> **Pour les garçons,** on concentre le massage sur les jambes, le dos et les bras pour bien préparer l'enfant aux travaux physiques.

Souvent, le bébé est suspendu par un bras, puis l'autre ; les mères prennent ensuite l'enfant par les chevilles, tête vers le bas, ou le tiennent par le cou pour le masser. Il est même parfois projeté en l'air pour stimuler sa vigilance... Un massage pour le moins sportif et spectaculaire, à réserver aux plus expérimentées et à pratiquer avec précaution !

LE MASSAGE THAÏLANDAIS : LE *NUAD BO'RARN*

Il y a plus de 2500 ans, en Inde, Shivago Komarpaj, un proche de Bouddha, créait une pratique de massage profondément influencée par le yoga. Dans le sillage du bouddhisme, le massage thaï s'est diffusé grâce à la tradition orale en Asie du Sud-Est et tout particulièrement en Thaïlande. Le *nuad bo'rarn* est marqué par l'empreinte de la médecine ayurvédique et l'influence de la Chine. Par des manœuvres d'acupression (c'est-à-dire le massage des points d'acupuncture), d'étirement, de libération des articulations et l'utilisation du poids de son corps dans un mouvement rythmé, le masseur permet à toutes les énergies de s'équilibrer mutuellement. Le massage thaï favorise le bien-être général du corps, harmonise la circulation de l'énergie et la détente nerveuse et émotionnelle.

Les bons gestes

Le *nuad bo'rarn* utilise toute une gamme de techniques : acupression, mobilisation, étirement, pétrissage… effectuées aussi bien avec les doigts et les mains qu'avec les genoux, les coudes ou les pieds. Le massage alterne pressions profondes et effleurements. Brèves et répétées, les pressions permettent de réoxygéner et de détendre les muscles stressés, elles calment les inflammations des tissus.

On étire les chaînes musculaires, on masse les points réflexes par acupression et on pratique des mobilisations sur les principales articulations du corps, afin de travailler sur les ligaments. Enfin, on effectue des mobilisations douces du dos, très utiles pour libérer les points de tension.

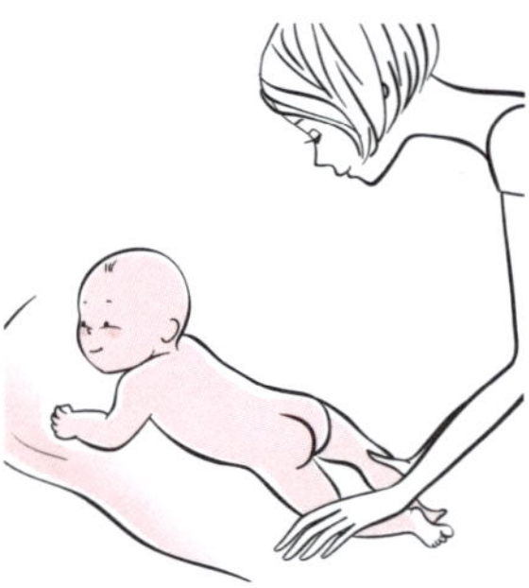

> **On commence par effectuer des pressions avec les paumes,** afin de bien préparer le terrain.

> **On effectue ensuite des pressions des pouces** pour une action plus profonde sur toute l'étendue des lignes d'énergie, appelées *sen*, ou de manière locale, pour une action ciblée et précise.

Le mouvement rythmé du corps lors des manœuvres du massage thaï est très sécurisant pour le bébé. Dès la naissance, les nouveau-nés sont massés au talc avec des manœuvres très douces qui deviennent de plus en plus profondes et appuyées lorsqu'ils grandissent.

LE MASSAGE SUÉDOIS

Au début du XIXe siècle, le Suédois Pehr Henrik Ling mettait au point le massage suédois, qui consiste en un enchaînement de manœuvres énergiques issues des techniques chinoise, égyptienne, japonaise, grecque et romaine. Le massage suédois s'effectue sur les attaches musculaires, les tendons et les muscles : il permet de stimuler les muscles fatigués. Il est réputé pour avoir les mêmes effets qu'une séance de gymnastique ! Il agit également sur la circulation du sang et de la lymphe et favorise la relaxation. Le massage suédois allie fermeté et douceur, le masseur adaptant ses gestes aux besoins de celui qui reçoit le massage. Une règle d'or : toujours orienter le massage vers le cœur, dans le sens des aiguilles d'une montre, afin d'améliorer la circulation.

Les bons gestes

Le massage suédois repose sur l'utilisation de différents types de gestes : l'effleurage léger ou profond qui agit sur les fluides ; les élongations qui permettent de travailler sur les muscles, les foulages, les drainages, les pétrissages, les frictions, les percussions, les vibrations, les ébranlements et le travail articulaire. On recouvre toujours les parties non massées. La chaleur de la main du masseur permet de dilater les vaisseaux sanguins et de bien travailler la zone à traiter.

L'effleurage est généralement utilisé au début et à la fin d'un massage. Il permet de détendre celui qui reçoit le massage et de le préparer à des massages plus profonds. Le masseur effectue des mouvements lents vers le cœur, exerçant une pression ferme sur l'aller et plus douce sur le retour.

→ Parole d'expert

« L'effleurage est une technique du toucher qui permet une prise de contact douce et progressive avec votre bébé, avant et après le véritable massage. »

Mathilde Escargueil, kinésithérapeute pour enfants

Le pétrissage est réalisé avec les doigts, plus particulièrement la pulpe des pouces. Le masseur pince les tissus entre ses doigts et les fait glisser d'une main à l'autre. Ce geste permet de stimuler la circulation sanguine et de décontracter les muscles.

Les frictions quant à elles chauffent la peau et aident à ramollir et étirer les tissus tendus. Le massage s'achève toujours par un moment de repos.

À la fois tendre et vigoureux, le massage suédois élimine les tensions, favorise la circulation et améliore la qualité du sommeil. Il permet également au nouveau-né de prendre conscience de son corps.

LA RÉFLEXOLOGIE

La réflexologie est une technique manuelle qui relève d'une approche énergétique et globale du corps. Chaque partie du corps correspond à une zone ou à un point sur les mains et les pieds.

Dans l'énergétique chinoise, la réflexologie défend un principe universel : « Ce qui est en haut est comme ce qui est en bas. » Les pieds sont la représentation de l'humain en miniature, ce dernier étant lui-même une réplique de l'univers. Ainsi, chaque partie du corps est représentée à un endroit déterminé du pied, appelé la zone réflexe. En massant les zones réflexes, on détecte et on rééquilibre les zones affaiblies. Le réflexologue effectue un mouvement dynamique avec le pouce sur le tissu plantaire, ce qui engendre une relaxation profonde et fait remonter une « information » jusqu'aux organes correspondants. Ainsi, des troubles de santé et des déséquilibres sont traités. Le massage du pied est reconnu comme une source de bien-être et de profonde relaxation.

Les bons gestes

Une séance de réflexologie se pratique par des personnes formées. Elle commence en général par un massage complet des deux mains ou des deux pieds. On se concentre ensuite sur une zone particulière à traiter, avant de terminer par un massage relaxant. On utilise différentes techniques : on effectue ainsi de petites pressions successives sur la zone réflexe, en général avec le pouce.

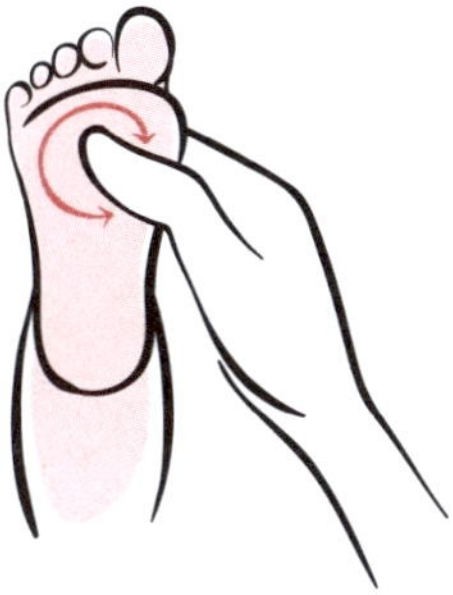

> **Pour stimuler un petit point particulier,** on pratique la rotation du pouce sur une zone réflexe : on pose le doigt et on tourne avec délicatesse, comme pour creuser un trou.

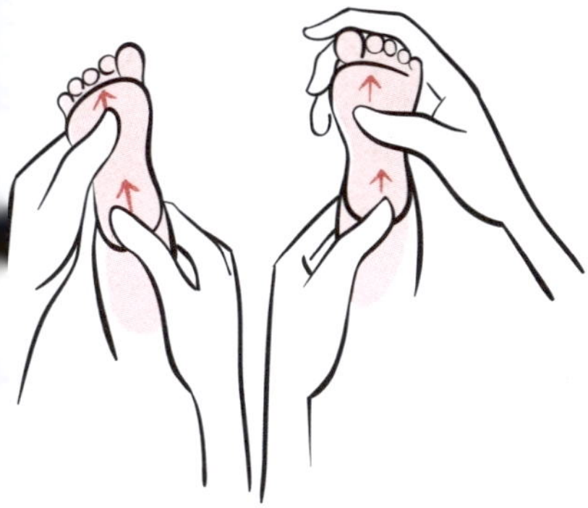

> **Sur les zones sensibles,** on préférera la rotation sur un point : on pose le pouce sur la zone concernée, et l'on fléchit progressivement le pied ou la main sur le pouce qui ne bouge pas.
> **Prenez le pied de votre enfant** entre l'index et le majeur, en V.
> **Vous pouvez commencer** le massage du pied, des orteils et des malléoles avec vos deux pouces libres.
> **Veillez à toujours masser les deux pieds** de votre bébé de manière équilibrée et à ne pas exercer de pressions trop appuyées sur la plante du pied.

acte
3

Massage complet de mon bébé

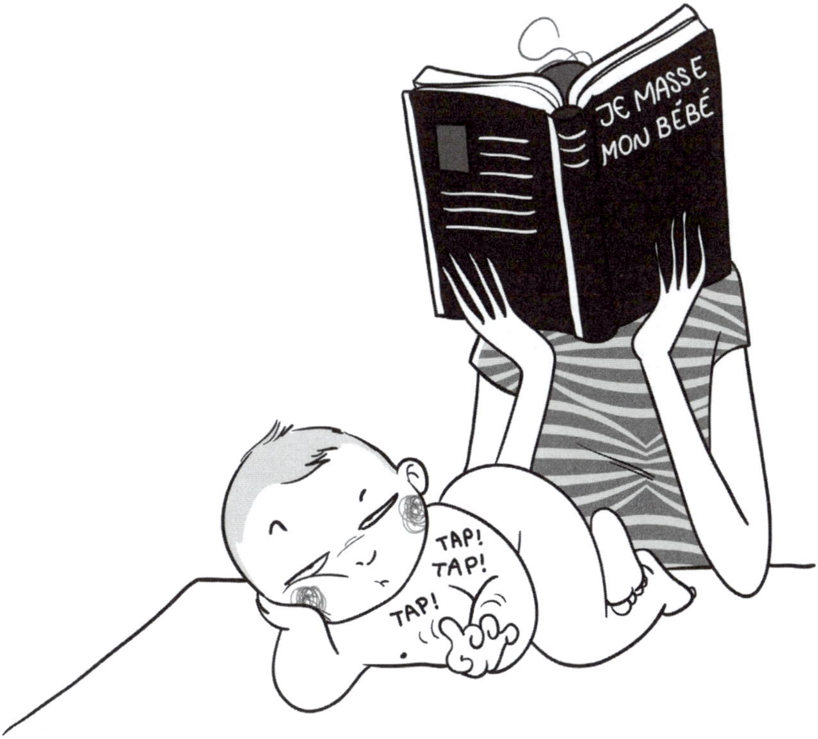

Ouverture

« Allô, Valérie ? Dis-moi, je t'appelle, car j'ai besoin de tes précieuses astuces de maman, toi qui as eu trois enfants. Je voudrais masser mon bébé, mais j'ai des doutes sur toutes ces techniques spécifiques. Il est si petit, si fragile. Je ne sais pas comment m'y prendre... Ma belle-mère me dit qu'il faut surtout masser le ventre pour le soulager des coliques, mais je ne veux pas seulement le guérir, je veux aussi lui faire du bien. Je crois qu'elle n'a pas compris que j'avais d'abord besoin de partager avec lui des petits moments de tendresse, de douceur... Qu'est-ce que tu en penses ? Par où commencer ? »

Les bons gestes pour masser bébé

Les techniques de massage pour bébé sont décrites en détail dans plusieurs ouvrages. Sachez cependant qu'il n'existe pas de « meilleure technique », ne cherchez donc pas à exécuter des gestes mécaniques.

Laissez-vous guider par les expressions de votre enfant et par la manière dont il réagit à votre façon de faire. Suivez votre intuition et vos envies (et laissez les conseils de votre belle-mère au placard). Au début, ce sera difficile, mais vous verrez, après quelques essais seulement, vous vous sentirez plus confiante et vos gestes deviendront plus sûrs et plus précis.

PRÉCAUTIONS AVANT MASSAGE

- Avant de commencer, vous DEVEZ EN AVOIR ENVIE, autant que votre bébé.
- Choisissez un moment de la journée où votre bébé est détendu. Pour libérer l'excitation et favoriser l'endormissement, le moment idéal est celui qui suit le bain ou celui qui précède la sieste et le coucher. Mais attention, pas de massage après manger ! Et si votre bébé est malade ou énervé, reportez la séance au lendemain.
- Installez-vous au calme, de préférence seule avec lui. Comme un massage est avant tout un échange affectif et profond, mieux vaut vous concentrer sur l'amour que vous donnerez à votre enfant. Ainsi, le degré d'énergie et de force qui passe à travers vos mains sera triplé.
- Veillez à ce que la pièce soit chaude (chauffée idéalement à 26 °C), sans courants d'air. N'oubliez pas que votre bébé sera nu ; il ne faut surtout pas qu'il prenne froid. D'ailleurs, veillez toujours à ce que votre enfant n'ait pas les pieds froids. Si c'est le cas, frottez-lui les pieds pour les réchauffer et mettez-lui des chaussettes.
- Ôtez tout bijou (montre, bracelet ou bague) pour éviter toute blessure.

- Coupez-vous les ongles assez court pour ne pas blesser votre petit bout.
- Utilisez à chaque massage une huile neutre, adaptée à sa peau fragile. Gardez-la à portée de main, dans une bouteille incassable.
- Lavez-vous les mains. Pensez ensuite à les réchauffer avant de les poser sur la peau de votre enfant. Mettez quelques gouttes d'huile dans vos mains et frottez-les l'une contre l'autre pour garder la chaleur.
- N'oubliez pas de mettre sous votre bébé une petite couverture de protection pour éviter de vous salir avec l'huile ou un petit besoin...
- Installez-vous confortablement, le dos bien droit. Vous pouvez être debout et votre bébé sur la table à langer, ou bien assise sur le sol, jambes allongées, et votre enfant dans le creux entre vos jambes, sur une couverture en coton ou un oreiller. Ou encore assise sur une chaise et votre bambin sur vos genoux. Dans tous les cas, il doit rester le plus près possible de vous, cela le rassurera.
- Si vous préférez la position debout, installez-le à un endroit où il sera en sécurité, où il ne courra aucun risque de glisser ni de tomber. Placez-le sur une serviette en coton, douce et propre.
- L'idéal est que votre bébé soit complètement déshabillé, mais il est possible qu'il n'apprécie pas de rester nu. Dans ce cas, vous pouvez dévêtir juste la zone à masser ou bien le masser au travers d'un vêtement léger. Attention aux coutures ou aux frottements du tissu qui pourraient irriter la peau.
- Détendez-vous, expirez et inspirez profondément et lentement, en gonflant harmonieusement votre poitrine et votre abdomen. Vous devez être attentive, relaxée, sereine et disponible. Pour que votre enfant puisse profiter au maximum des bienfaits du massage, ne pensez à rien d'autre qu'à ce moment de plaisir et de complicité que vous êtes en train de vivre avec lui.
- Pour que le massage soit efficace, il faut l'effectuer régulièrement, l'idéal étant une fois par jour.

➔ L'étude

Des chercheurs israéliens ont fait des essais cliniques en massant 20 nouveau-nés, dès l'âge de 10 jours. À travers 30 minutes de massages quotidiens pendant 2 semaines avant le repos nocturne, ils ont démontré que la massothérapie régularise plus tôt leur sommeil – à 2 mois et demi, les bébés massés avaient mieux intégré les cycles du jour et de la nuit que les autres. Les résultats de leur urine indiquent que le massage contribue à accroître la sécrétion de la mélatonine, l'hormone des rythmes biologiques et du sommeil. Celle-ci a été spontanément ajustée à celle de leur maman.

COMMENT TOUCHER BÉBÉ ?

Effleurage ou frôlement

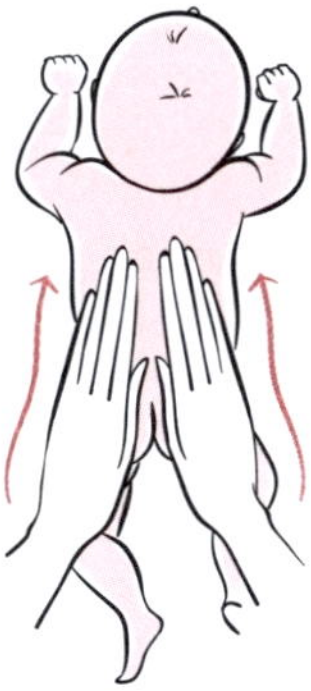

> **Cette technique consiste à caresser** en suivant la forme du corps, pour faciliter la circulation sanguine.
> **Glissez votre main sur la peau du bébé.** Le mouvement est léger, ample et superficiel et fait participer la main entière : la paume, mais également les doigts. Ce geste est pratiqué au début et à la fin du massage.

Friction

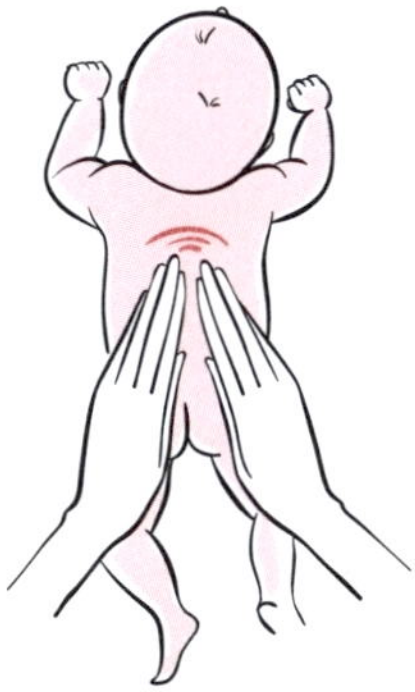

> **C'est un mouvement plus appuyé** et plus profond que le précédent. Vos mains détendues doivent percevoir le contact des muscles.

Pétrissage

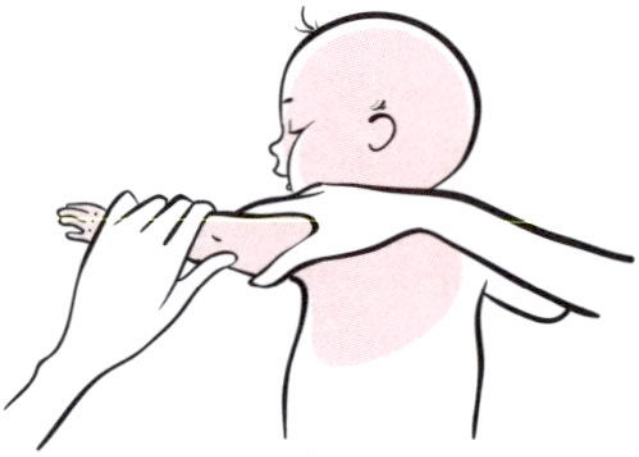

> **Pressez les muscles avec toute la main** et massez-les délicatement sous la peau. Cette technique favorise la relaxation.

Ces trois techniques de base sont les plus adaptées au massage du bébé. Si vous devez les appliquer à de toutes petites parties du corps, utilisez seulement vos doigts et non pas la main entière.

Pendant le massage, vous devez alterner les trois techniques mais toujours terminer la séance par de longues caresses générales allant de la tête aux pieds. Cela prolongera les bienfaits des gestes longtemps après la fin.

COMMENT MASSER BÉBÉ ?

Le massage est différent des caresses. Certes, vos gestes doivent être chauds, doux et rassurants pour le bébé, mais également fermes et stimulants. Des gestes trop superficiels risquent de le chatouiller. Un bon massage consiste à créer un maximum de contact entre vous et votre enfant : utilisez toute la superficie de vos mains et laissez autant que possible une main au contact de sa peau.

Détendez vos mains et vos poignets, en gardant les doigts joints. Les mouvements doivent rester lents, mais essayez de conserver un rythme. Au début le contact est superficiel et délicat, mais peu à peu vos gestes doivent devenir plus appuyés et fermes. N'ayez pas peur, les bébés sont plus forts que vous ne le pensez.

Vous pouvez arrêter à tout moment, puis revenir et reprendre là où vous avez cessé, mais veillez à ne pas passer trop de temps sur la même zone.

Faites comme vous le sentez ! Vous n'êtes pas dans l'obligation de réaliser tous les exercices. Soyez à l'écoute de votre bébé et apprenez à déchiffrer sa disponibilité.

Faites aussi attention au crâne du nouveau-né qui reste fragile pendant plusieurs mois.

> **Commencez par les extrémités du corps,** surtout si votre bébé n'est pas encore habitué aux massages. Au début, allez-y doucement et ne le massez que quelques minutes.

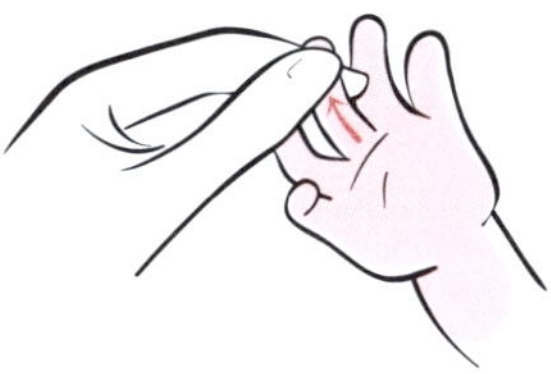

> **Ouvrez une de ses mains en douceur** et massez sa paume avec votre pouce en faisant des mouvements délicats de bas en haut.
> **Étirez légèrement ses doigts** l'un après l'autre, puis recommencez avec l'autre main.

> **Passez ensuite aux pieds.** Massez la voûte plantaire avec vos pouces, le tout avec douceur et délicatesse. Cela le détendra. Et même s'il est réticent au début, de jour en jour, il s'habituera à vos massages et appréciera le bien-être que vous lui procurez.

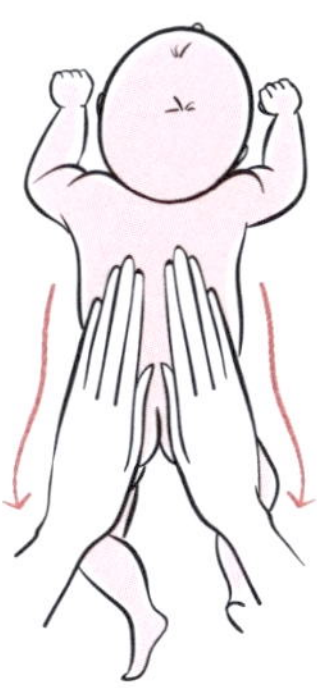

> **Progressivement, vous réussirez à réaliser un massage complet** qui durera une trentaine de minutes et qui comprendra des mouvements sur le tronc également. Votre enfant sera content de rester allongé sur le ventre (tous les petits bébés adorent cette position).
> **Vous pourrez effectuer de doux mouvements** en vagues allant du haut vers le bas du dos.

Ensuite vous n'aurez qu'à incliner votre bébé légèrement sur le côté, pour frotter avec vos mains bien huilées la zone des épaules. Votre bébé pourra se tortiller un petit peu au début : essayez de rendre vos mouvements longs et continus, et tout s'arrangera très rapidement.

POUR RENDRE LE MASSAGE PLUS AGRÉABLE

- Durant tout le massage, soyez naturelle, regardez votre bébé dans les yeux, parlez-lui, bercez-le sur vos jambes... vous pouvez même chanter !
- Chatouillez-le ou embrassez-le s'il en a envie. Le tout est de communiquer avec lui. Cela le rassurera et l'aidera à se détendre.
- Essayez de créer un rythme aux mouvements lents.
- Considérez le massage comme un événement heureux.
- Ne cherchez pas à reproduire des gestes mécaniques, mais laissez-vous guider par les réactions de votre enfant.
- Votre bébé aime les sons, la musique, les bruits... Faites de petits bruits de cliquetis avec votre langue pour centrer son attention et le calmer.
- Terminez le massage par un baiser sur le front.

Le massage complet étape par étape

Avant de commencer le véritable massage, il est très important de caresser votre bébé, doucement et tendrement, de la tête aux pieds, et d'observer ses réactions. S'il se contracte ou que vous le sentiez nerveux, remettez le massage au lendemain. S'il vous paraît content d'être massé, commencez à manipuler son petit corps partie par partie. Soyez tendre mais ferme dans vos gestes.

LES BRAS

1. > Prenez votre bébé par le poignet et tenez-le avec votre main gauche. Avec l'autre main, tapotez doucement le haut du bras pour le détendre. Le geste doit être ferme, mais ne tirez pas trop pour ne pas le soulever.
> Ensuite, pour masser le bras de votre bébé sur toute la longueur, levez-le vers le plafond. En alternant les mains, remontez de l'épaule vers les doigts de sa main. Faites de même avec l'autre bras.

2. > Faites un léger mouvement de vissage-dévissage (formez un bracelet autour de son poignet avec votre pouce et votre index), comme pour les jambes. Montez vers l'épaule et descendez au point de départ en exerçant une légère friction. Vos gestes doivent être exécutés avec une extrême délicatesse pour ne pas tordre le coude.

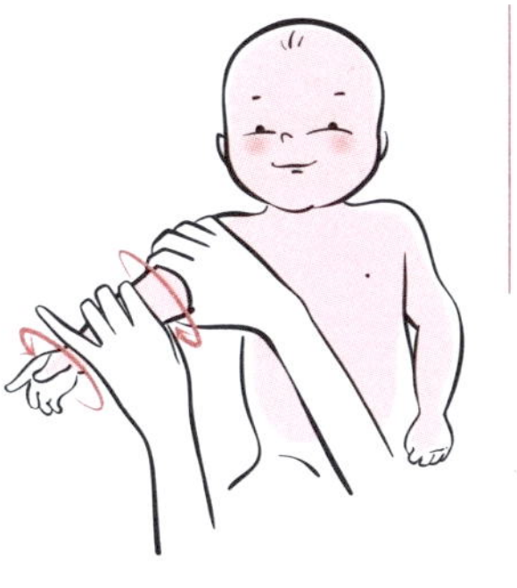

3. > Avec vos deux mains, prenez le bras de bébé. Partez de l'épaule et descendez jusqu'au poignet, tout en exécutant de légers mouvements de rotation en sens inverse, comme lorsque vous essorez un linge.

LES MAINS

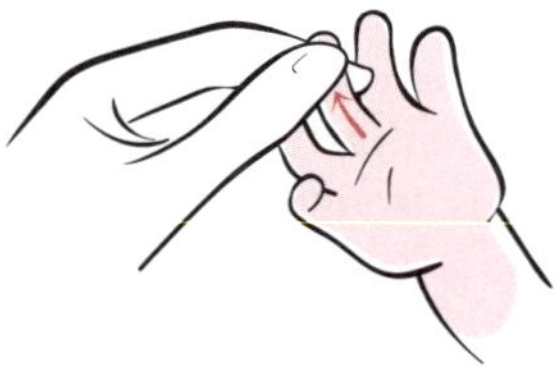

> **Avec vos pouces, massez** la paume les doigts, le poignet et le dessus de ses mains.
> **Ensuite, tirez délicatement chaque doigt** en le tenant avec votre pouce et votre index.

Cercles autour du poignet

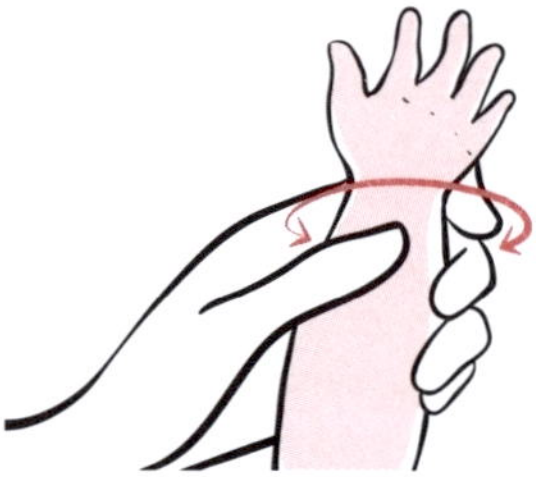

> **Avec vos deux pouces, effectuez de petits cercles** autour du poignet de votre bébé.

LES JAMBES

Le massage des jambes a une action très bénéfique pour les articulations du bassin et pour le bas du dos. Il est très efficace lorsqu'il s'agit d'évacuer la tension accumulée.

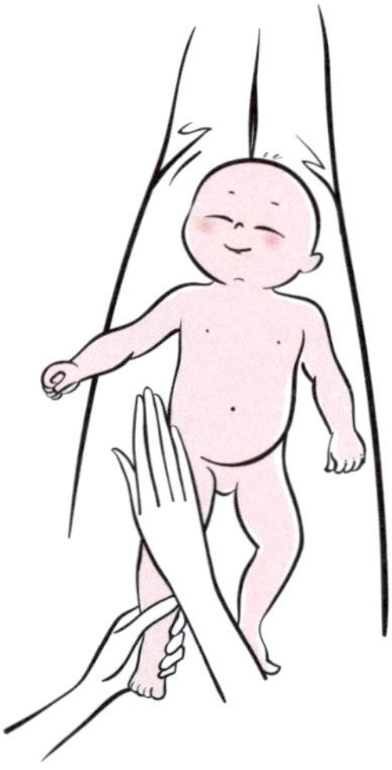

> **Pour détendre les jambes de bébé,** prenez-les tour à tour avec une main, soulevez-les légèrement et tapotez délicatement la cuisse avec l'autre main.

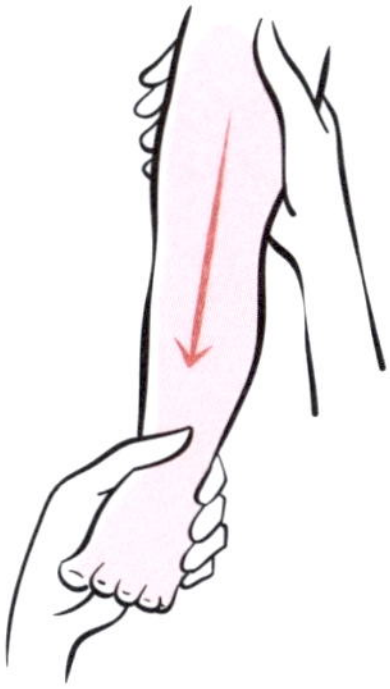

> **Massez ses jambes,** l'une après l'autre, avec la partie intérieure de la main, celle qui se situe entre le pouce et l'index, le pouce orienté vers le bas.
> **Prenez la jambe au niveau de l'aine** et descendez doucement vers la cheville.
> **Faites le mouvement avec les deux mains** plusieurs fois, puis passez à l'autre jambe.

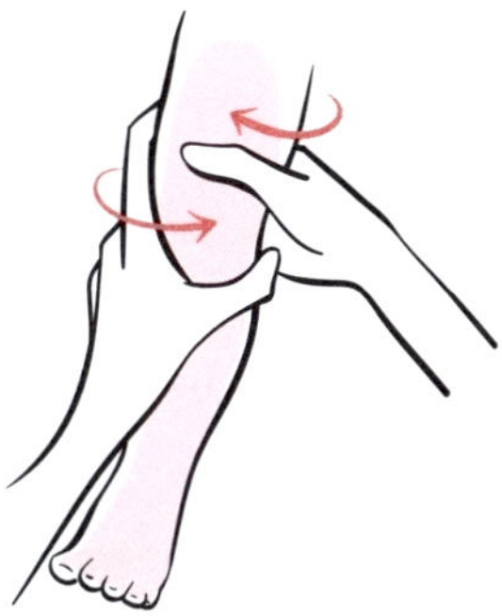

> **En faisant attention** de ne pas soulever le bassin du bébé, levez une jambe vers vous.
> **Entourez-la avec vos deux mains,** comme pour former un bracelet.
> **Faites rouler la jambe** tout en douceur entre vos mains.
> **Ce mouvement** de vissage-dévissage peut se faire à la cuisse et à la cheville.

- Toujours en tenant la cheville du bébé soulevée légèrement, formez un C autour du haut de la cuisse, descendez vers le pied, ensuite remontez vers le point de départ.
- Avec une main, tenez immobile la cheville de bébé. Avec l'autre, faites des frictions sur toute la longueur de la jambe.
- En le tenant toujours par la cheville, exercez des frictions sur le pied, jusqu'au bout des doigts, que vous devez masser un par un.

L'étude

Il a été démontré qu'un nouveau-né, massé et bercé 15 minutes par jour pendant les six premières semaines de sa vie, prendra plus de poids, développera un tempérament plus calme ainsi que de meilleures dispositions émotionnelles et sociales. Il s'endormira plus rapidement et facilement, pleurera moins et sera moins stressé.

LES PIEDS

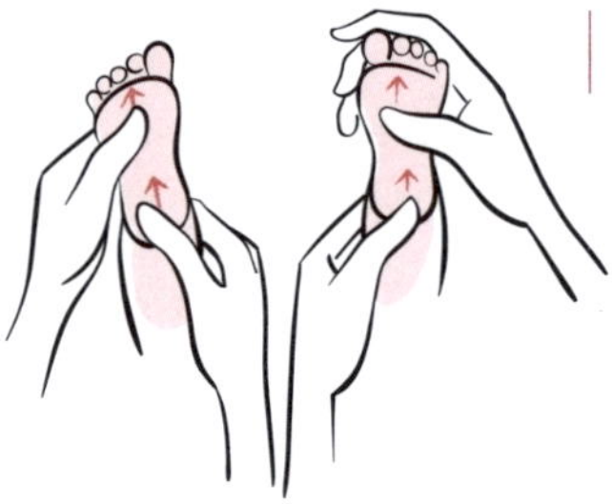

> **Massez avec vos pouces toute la plante du pied** de bébé, du talon aux orteils.

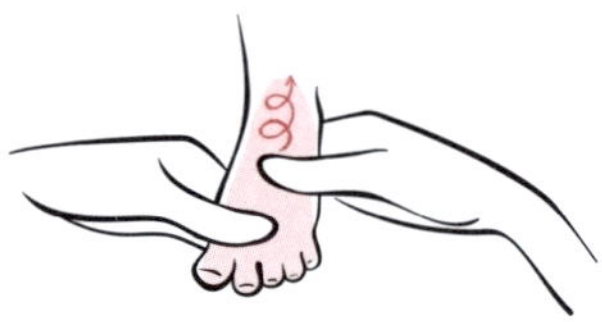

> **Toujours avec les deux pouces, massez** le talon, les orteils, le dessus du pied et les chevilles.
> **Tirez ensuite** doucement chaque orteil.

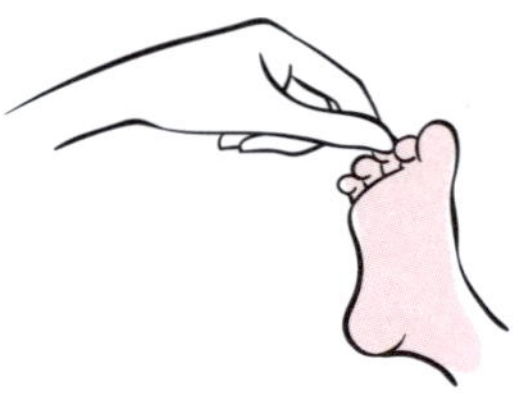

Cercles autour de la cheville

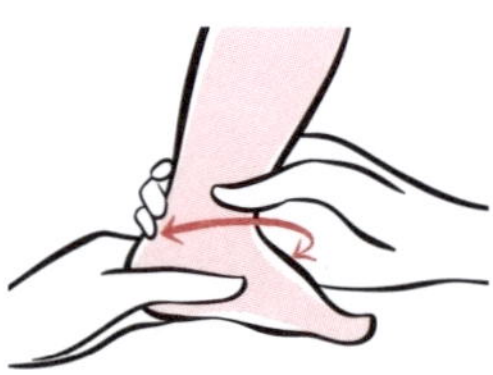

> **Avec vos deux pouces, massez** en effectuant de petits cercles autour des chevilles de votre bébé.

LA POITRINE ET LES ÉPAULES

Le massage de cette zone a pour effet d'ouvrir la cage thoracique et de détendre les épaules. De plus, il est très efficace en cas de troubles respiratoires.

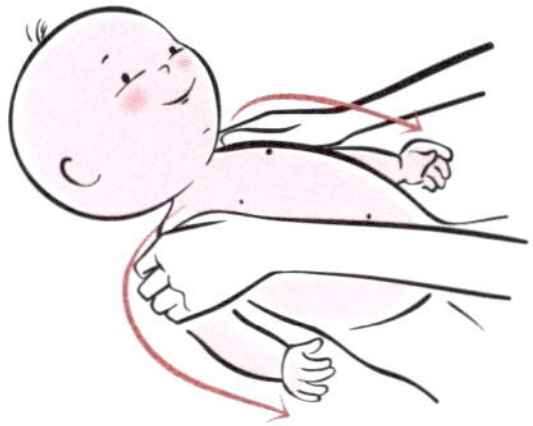

1. > Placez vos deux mains sur la poitrine de bébé. Caressez-la en partant vers les épaules et en descendant ensuite le long des bras et jusqu'au bout des doigts. Répétez ce mouvement plusieurs fois.

2. > Massez la poitrine et l'abdomen, avec vos deux mains partant de la poitrine, descendant vers le thorax et allant jusqu'aux hanches. Puis remontez au point de départ.

3. > Massez les épaules sur toute la longueur en partant du cou et en allant vers l'extérieur.

4. > Posez vos mains à plat sur la poitrine de bébé. Remontez vers les épaules et ensuite descendez vers la poitrine. Répétez ce mouvement 6 fois.

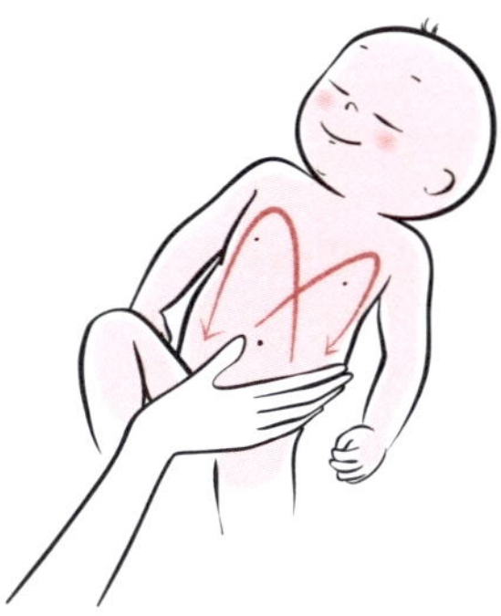

5. > Posez votre main sur sa hanche droite, remontez vers l'épaule gauche, redescendez ensuite à la hanche gauche, remontez à l'épaule droite et bouclez le mouvement en descendant au point de départ.

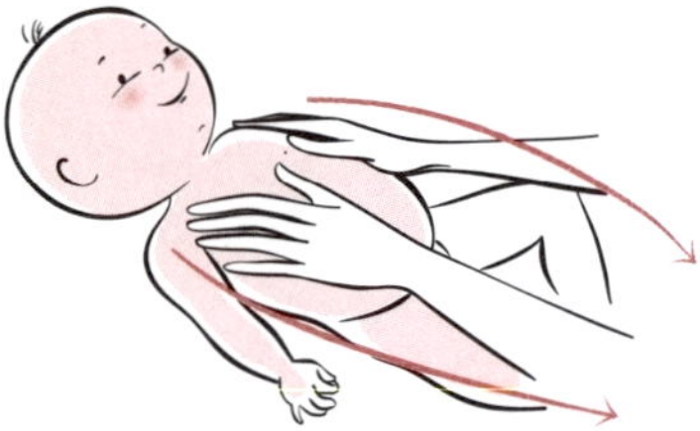

6. > Massez bébé en partant de l'avant des épaules, en passant par la poitrine, puis les hanches et en allant jusqu'aux jambes. Faites ce mouvement 4 fois.

7. > Faites glisser une main du cou vers les cuisses, en passant par le ventre. Frictionnez le corps entier tout en tenant ses pieds par l'autre main. Répétez le mouvement en changeant de main.

8. > Pour relâcher les épaules, mettez vos mains au niveau des coudes et entourez les articulations afin de bien les protéger.
> Tapotez ensuite légèrement contre la surface sur laquelle le bébé est allongé en tenant ses bras au niveau des coudes.

Les aisselles

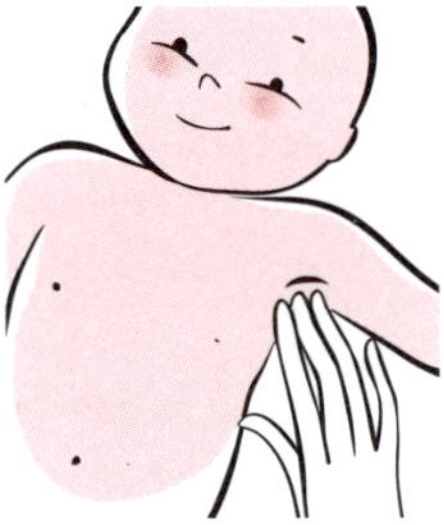

> Avec vos doigts, sans appuyer trop fort, massez doucement les aisselles de votre bébé. Veillez à exercer des pressions légères, car cette zone est riche en ganglions lymphatiques, donc très sensible.

9. > Dessinez un cœur en commençant au milieu de la poitrine, en remontant vers les épaules et en descendant ensuite vers le ventre.

10. > Prenez les mains de bébé dans les vôtres et aidez-le à taper dans les mains. Soufflez sur ses doigts en même temps.

À retenir !

Le massage développe l'art d'aimer et de partager.

LE VENTRE

Votre bébé adorera ce massage, car il libère les tensions, soulage les douleurs et stimule le système digestif. Il a également une action bénéfique en cas de constipation et de gaz. D'ailleurs, un ventre rond et ferme est souvent signe que votre bébé souffre de ces troubles. Il faut donc que vous soyez très douce dans vos mouvements.

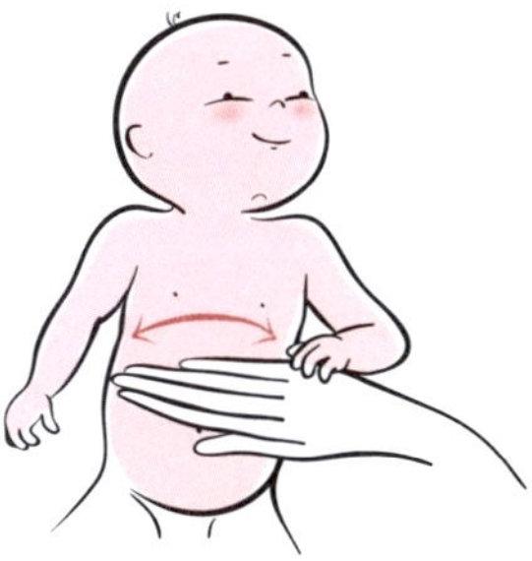

> **Posez vos mains sur le ventre de bébé** en bas des côtes.
> **Faites-les glisser l'une après l'autre,** d'abord en les ramenant vers vous, ensuite en faisant des mouvements horizontaux de chaque côté du ventre.

> **Posez votre main au centre de l'abdomen.** Dessinez des mouvements circulaires avec le bout des doigts dans le sens de l'aiguille d'une montre autour du nombril. Faites attention que la main et le poignet soient bien détendus.

> **Prenez avec une main les pieds de votre bébé,** soutenez ses genoux avec l'autre. Pliez ses jambes vers l'abdomen, ensuite dépliez-les. De temps en temps, faites tourner sa hanche vers la droite ; cela l'aidera à expulser les gaz.

> **Posez une main horizontalement sur son ventre** et faites-la glisser d'abord à gauche puis à droite. Ce massage est à faire seulement si le cordon ombilical de votre bébé a complètement cicatrisé.

Massage avec les pouces

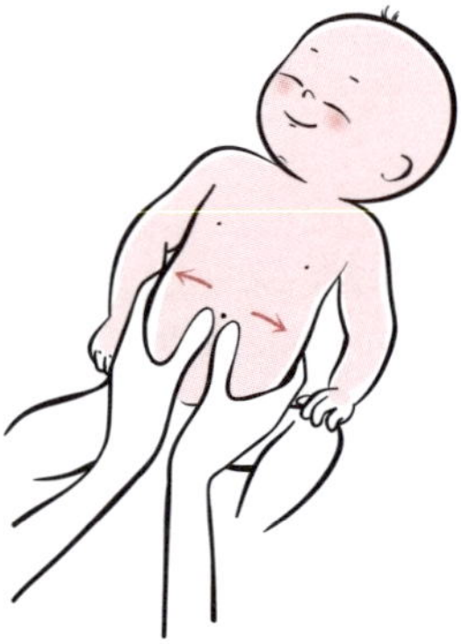

> **Placez vos pouces sur le nombril de votre bébé.** Sans appuyer très fort, effectuez un massage en glissant vos doigts vers les côtés. N'oubliez pas de garder vos pouces bien à plat.

La marche des doigts

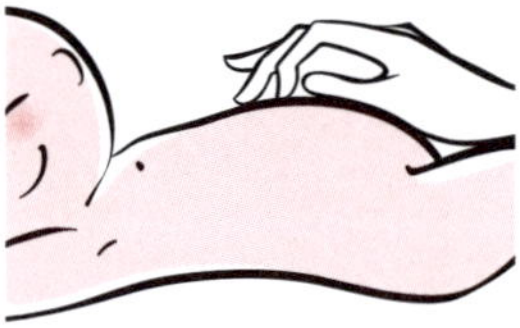

> **« Promenez » vos doigts** de gauche à droite sur le ventre de votre bébé, tout en gardant votre main à plat. Cette technique est bénéfique pour soulager votre bébé des gaz et des coliques.

Le massage « I Love U »

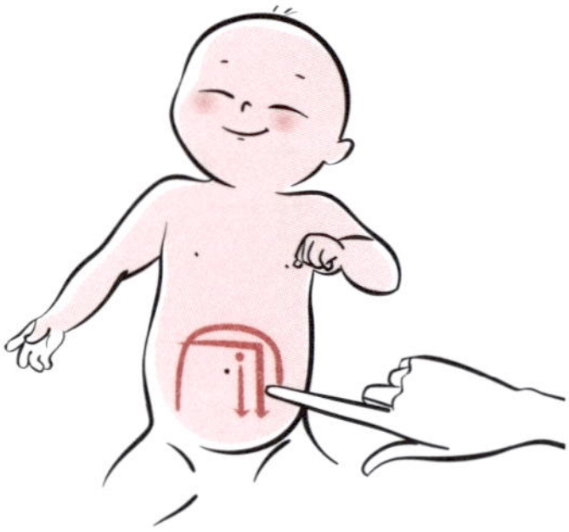

> **Le principe** est de dessiner les 3 lettres I, L et U sur le ventre de votre bébé.
> **Tracez la lettre I** sur le côté gauche.
> **Dessinez le L** (à l'horizontale) en traversant le ventre du bébé : partez du côté gauche, passez sous les côtes et arrêtez-vous sur le flanc droit.
> **Descendez vers le bas.** Faites un U à l'envers : en partant du bas sur le côté droit, remontez, passez au-dessus du nombril et descendez sur le côté gauche.

Le moulin à eau

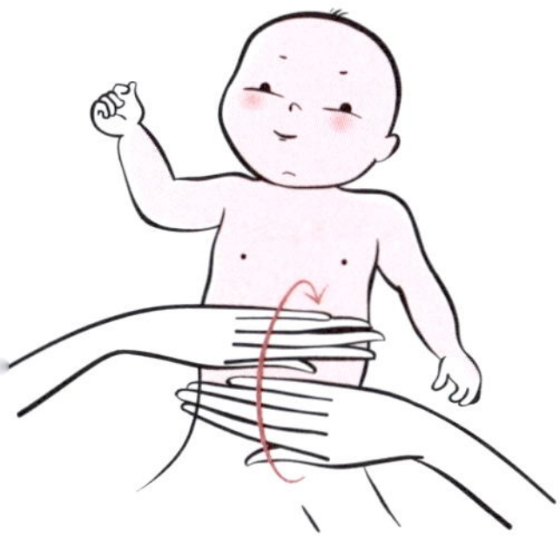

> **Ce geste porte ce nom parce qu'on reproduit le même mouvement que le moulin à eau :** vos mains doivent glisser vers le bas du ventre, l'une après l'autre.
À faire 3 fois.
Cette technique est très bénéfique pour soulager bébé des petits problèmes digestifs.

Le soleil et la lune

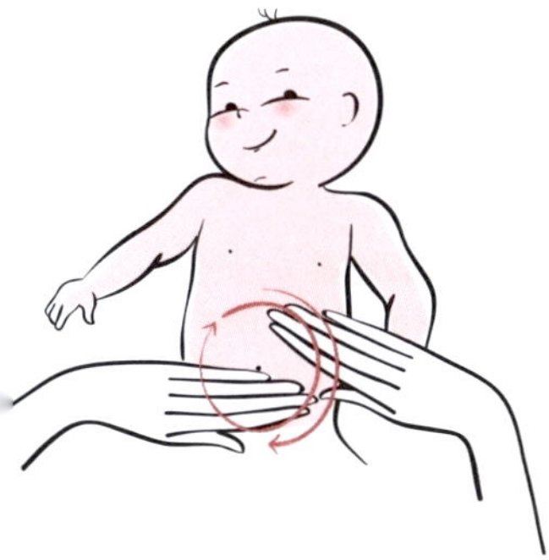

> **La main gauche dessine le soleil en tournant autour du nombril** du bébé dans le sens des aiguilles d'une montre. Imaginez que le cercle tracé est une horloge.
> **Sans arrêter les mouvements de la main gauche,** la main droite fait la lune : selon le principe de l'horloge, la main droite doit faire des demi-cercles de 11 à 7 heures. Lorsque la main gauche est en bas, la main droite commence sa rotation en haut pour dessiner la lune.

> **Pour finir, placez vos mains sur le ventre de bébé** et restez sans bouger pendant un moment. Vous ressentirez la chaleur qui passe entre vous.

➜ À retenir !

Le massage représente un échange profond, il est symbole d'union affective entre le parent et le bébé, de tranquillité et de bonheur, tant pour le câlinant que pour le câliné... À pratiquer sans restriction !

LA TÊTE ET LE VISAGE

1. > Le livre ouvert : posez vos deux mains autour de la tête du bébé et massez son cuir chevelu du bout de vos doigts, en évitant de toucher la fontanelle.

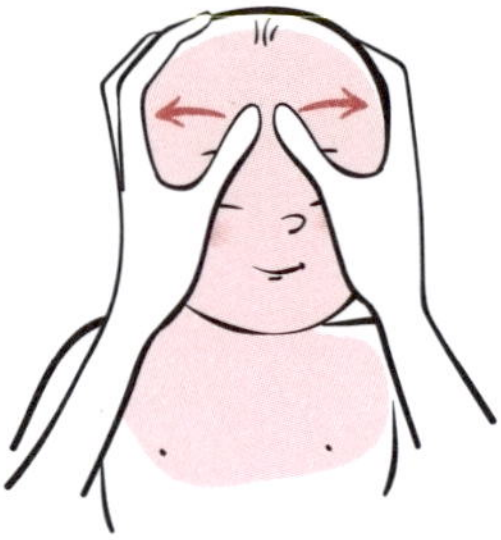

2. > Massez le front avec vos pouces : en partant du milieu, allez vers les tempes. **> Faites de même** avec ses sourcils et ses paupières fermées, de l'intérieur vers l'extérieur.

3. > Pour décongestionner le nez, posez vos doigts des deux côtés du nez, au niveau des narines, montez vers le haut et descendez en diagonale, vers le milieu des joues. Il s'agit d'un doux mouvement de glissade de vos doigts, de l'arête du nez vers les joues.

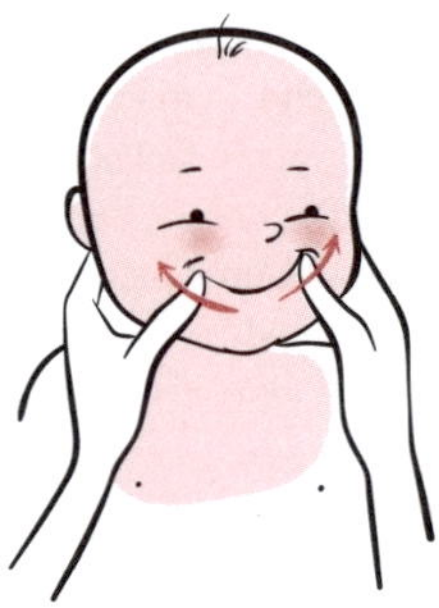

4. > Avec le bout des pouces, massez doucement les lèvres, comme pour faire un sourire.

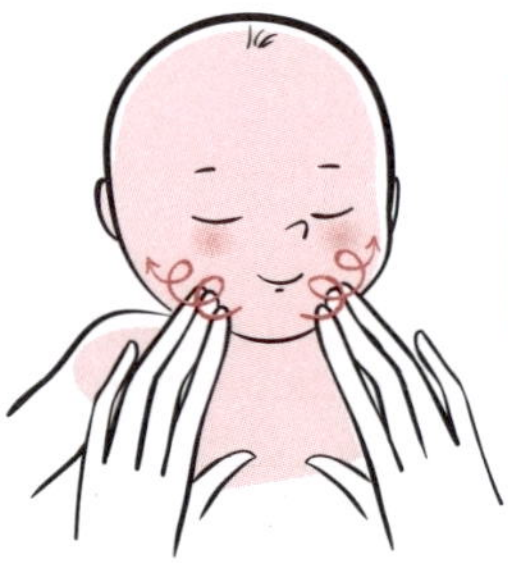

5. > Faites glisser vos doigts sur la mâchoire en partant du menton et en allant vers les oreilles.
> Dessinez de petits cercles sur sa mâchoire, toujours du bout des doigts.

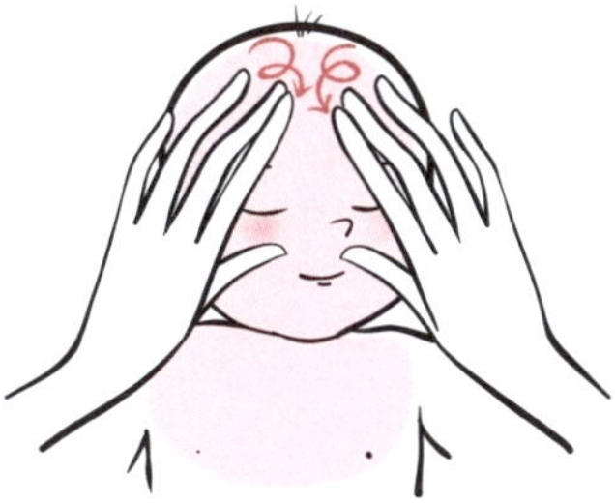

6. > Du bout des doigts, faites de doux petits mouvements circulaires sur le dessus de la tête et du front, en partant du milieu et en allant vers les tempes, la base du nez, la mâchoire, et finissez en pétrissant légèrement le cou.

7. > Avec le pouce et l'index, massez ses oreilles.

8. > Tracez un cercle sur le visage de bébé, en partant de la pointe du menton et en revenant au même endroit.

LE DOS

Le massage du dos procure au bébé détente et relaxation.

1. > Posez le bébé sur le ventre et laissez-le se soulever lui-même en s'appuyant sur ses mains. Ce mouvement favorisera le développement du haut de son dos.

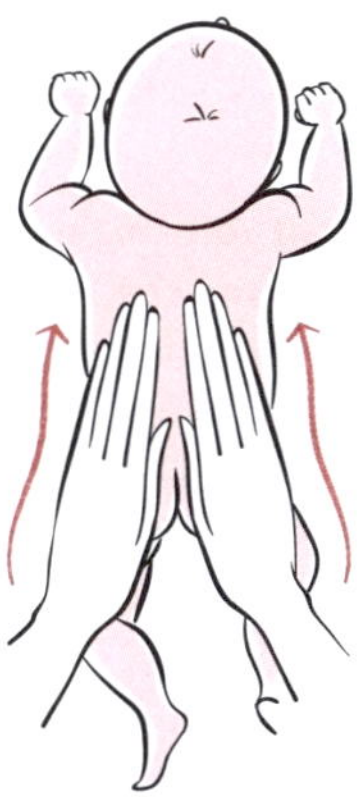

2. > Installez-le sur le ventre et posez vos mains en haut de son dos.
> Pratiquez des effleurages avec la paume de la main posée à plat. Allez vers les fesses en alternant avec les deux mains, puis remontez vers les épaules.

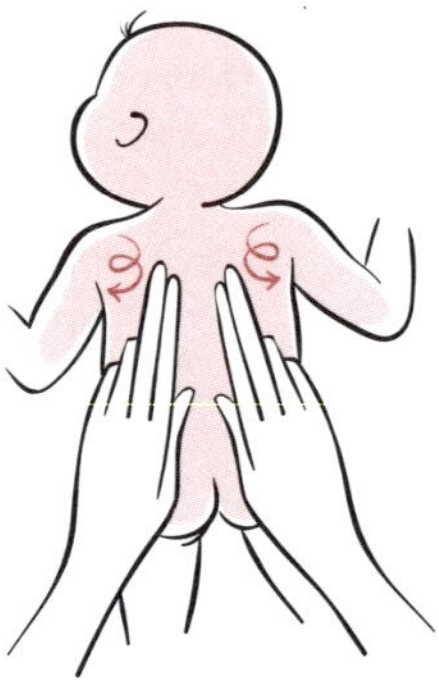

3. > **Posez vos deux mains sur son dos,** au niveau du cou.
> **Frictionnez le dos de bébé,** dessinez de petits cercles avec le bout des doigts sur toute la surface du dos, en partant des épaules et en descendant ainsi jusqu'à ses fesses.

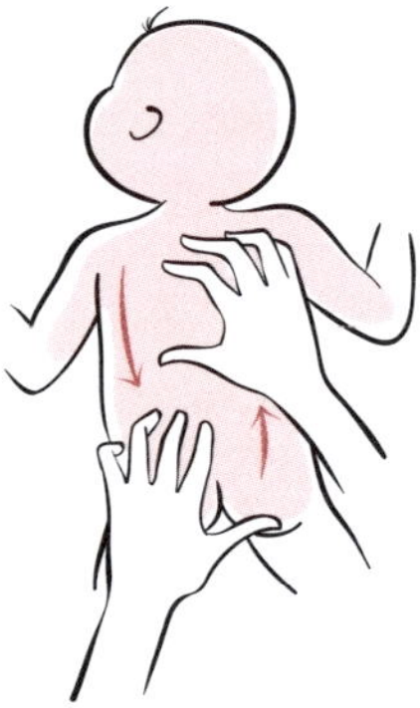

4. > **Avec le bout de vos doigts écartés « en râteau »,** massez le dos de bébé en descendant d'un côté de la colonne vertébrale et en remontant de l'autre.
> **Dessinez ensuite des petits cercles** toujours des deux côtés de la colonne vertébrale, en faisant attention de ne pas la masser directement.
> **Terminez en massant les épaules** avec de petits mouvements circulaires.

La glissade du dos

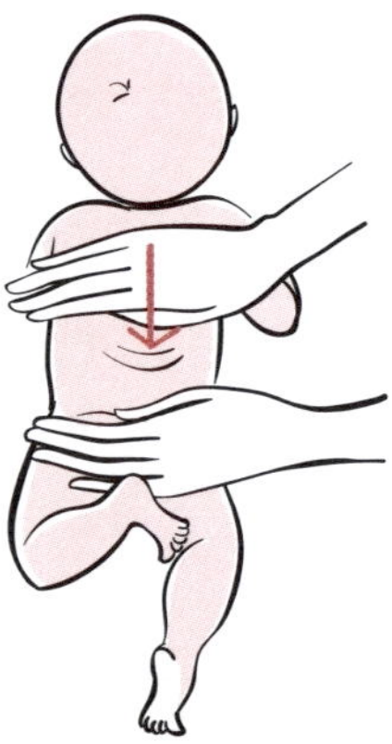

> **Posez fermement votre main gauche sur les fesses de votre bébé.** À partir des épaules, glissez votre main droite en effectuant un mouvement d'appui, comme si vous vouliez ramasser la peau des épaules au fessier. Ce geste est à effectuer plusieurs fois.

La glissade de tout le corps

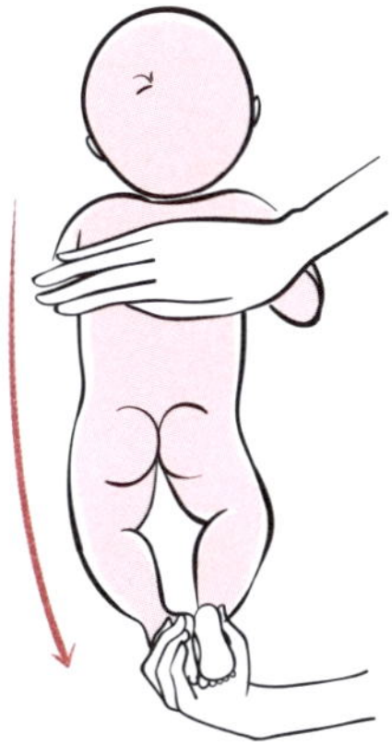

> **Tenez doucement les pieds** de votre bébé avec votre main gauche.
> **Faites glisser la main droite sur tout son corps,** en partant des épaules, tout au long du dos et des jambes jusqu'aux chevilles.

5. > Posez une main sur les fesses de bébé et caressez-le du cou jusqu'aux fesses avec l'autre main.

Les mots pour le dire

« Une maman transforme nos larmes en rire et notre colère en paix. »

Jean Gastaldi, *Le petit livre de maman*

LES FESSES

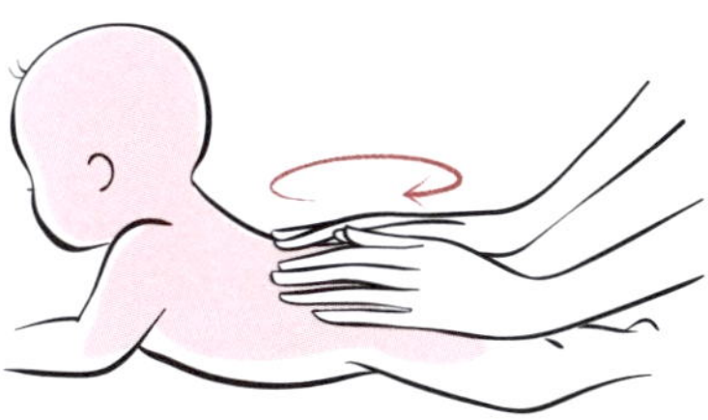

> **Massez le fessier** en décrivant avec vos mains des mouvements circulaires.

Cross paterning

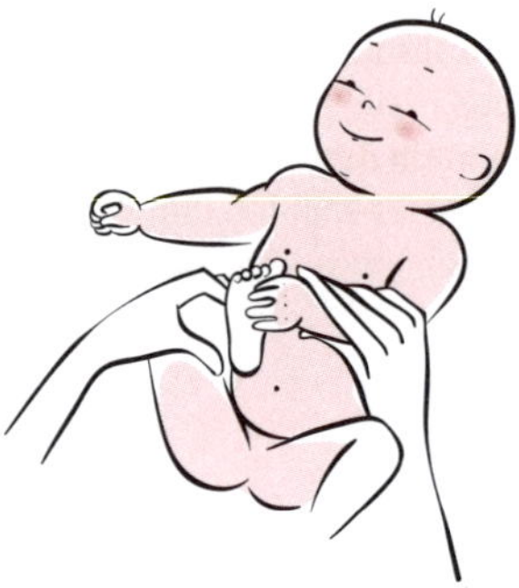

> **Pliez la jambe droite** de votre bébé sur son thorax.
> **Prenez sa main gauche** et faites-lui toucher son petit pied. Recommencez de l'autre côté.

La caresse de tout le corps

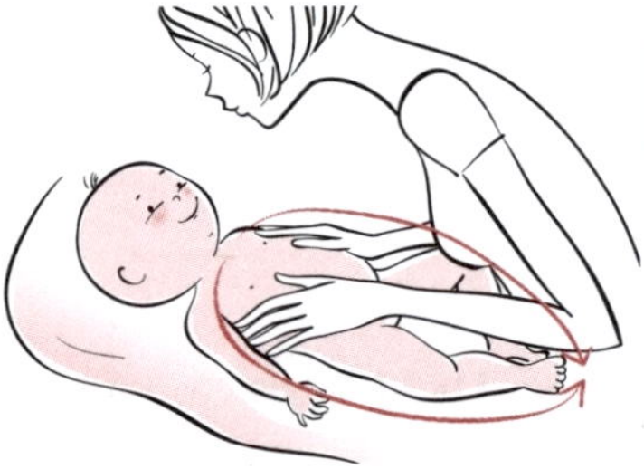

> **À la fin, effectuez une caresse enveloppante** de la poitrine aux pieds, en passant par le ventre.

Massages à fins utiles

L'ŒIL QUI COULE

Les points et les conduits lacrymaux se trouvent des deux côtés du nez, ils partent du coin de l'œil et descendent jusqu'à la base du nez. Lorsque l'œil de votre bébé coule et que cela n'est pas dû à une infection, vous pouvez masser cette partie du visage, mais sans utiliser de l'huile.

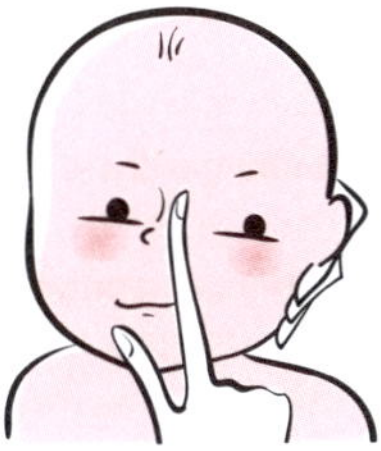

> **Lavez-vous les mains,** coupez-vous les ongles.
> **Mettez une main derrière la tête du bébé.** Posez l'index de la main libre dans le coin de l'œil et appuyez contre la base du nez.
> **Ensuite, descendez vers la bouche** en longeant les narines.

LE NEZ BOUCHÉ

En cas de congestions nasales à répétition, voici un massage simple à faire et très efficace. Il décongestionne les passages respiratoires en activant les points marma liés au système respiratoire.

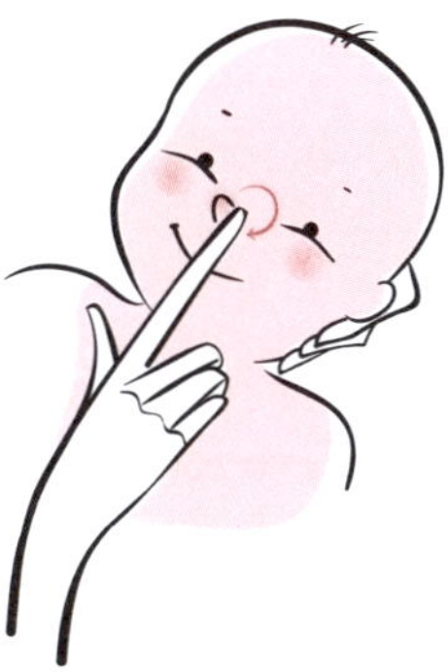

> **Asseyez-vous par terre,** appuyez votre dos contre le mur et pliez vos genoux.
> **Posez votre bébé devant vous,** son dos contre vos cuisses. Soutenez sa tête avec une main et posez l'index de la main libre au bout et à côté de l'une de ses narines.
> **Ouvrez-la en tirant délicatement vers le bas.** Dessinez ensuite quelques petits cercles.

MASSER BÉBÉ LORSQU'IL EST CONSTIPÉ

Un petit massage du ventre peut être très efficace si votre bébé n'arrive pas à vider ses intestins. Pour le soulager, faites des mouvements circulaires sur son ventre dans le sens des aiguilles d'une montre. Et si le ventre est dur et tendu, avant de commencer, posez votre main dessus et gardez-la pendant quelques instants. Attention, si votre bébé pleure, arrêtez le massage immédiatement.

MASSAGE POUR SOULAGER LE MAL DE VENTRE

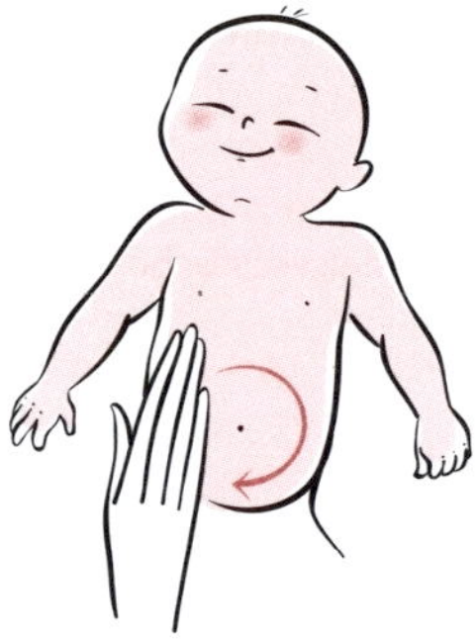

> **Allongez votre bébé par terre** sur une serviette ou un coussin.
> **Commencez par masser son ventre** en dessinant des cercles dans le sens des aiguilles d'une montre avec toute votre main.

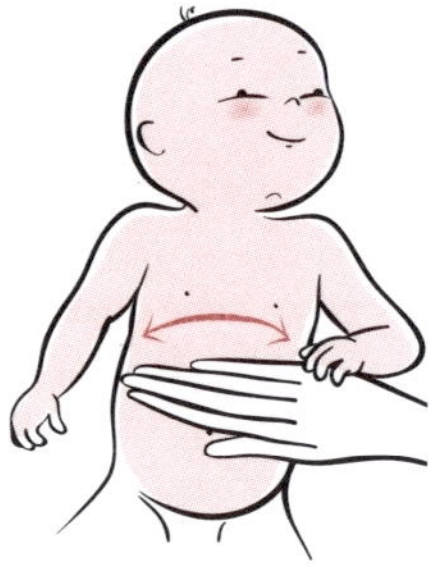

> **Ensuite, creusez légèrement votre main** et appuyez délicatement sur son ventre, d'un côté d'abord, puis de l'autre, comme pour faire des vagues.

> **Pour finir, remontez de la hanche droite vers le côlon** jusqu'à la cage thoracique. Descendez ensuite. Faites ces mouvements en exerçant une légère pression avec vos doigts.

Cette technique doit être appliquée entre deux repas.

Voici un hydrolat en cas de mauvaise digestion :

Dans le bain du soir, versez 2 bouchons d'hydrolat de basilic doux à linalol. Vous pouvez également déposer une compresse imbibée d'hydrolat sur son ventre. Ensuite, chauffez un peu d'huile de sésame dans vos mains. Si votre enfant est constipé ou souffre de gaz bloqués, effectuez des cercles dans le sens des aiguilles d'une montre.

POUSSÉES DENTAIRES DOULOUREUSES

Si votre bébé a mal aux dents, prenez une huile de base, ajoutez-y quelques gouttes d'huile essentielle de camomille et massez-lui les mains et les pieds. L'homéopathie (Chamommilla 15 CH, 1 granule matin et soir en cas de crise) et la phytothérapie (mélange d'huiles essentielles de thym, d'origan et de sarriette) donnent également de bons résultats. Autre méthode pour soulager sa petite douleur : massez ses gencives 4 fois par jour avec des produits spéciaux, achetés en parapharmacie. L'anneau de dentition peut soulager également votre bébé.

Rappel important

Demandez toujours conseil à votre médecin ou pharmacien avant de vous lancer dans un massage aux huiles essentielles. Une mauvaise utilisation pourrait avoir des conséquences graves pour votre enfant !

Voici un hydrolat pour soulager les poussées dentaires :

Imbibez une compresse d'hydrolat de camomille et appliquez-la sur les joues et le bas du visage de votre bébé. Massez ensuite doucement avec de l'huile de rose musquée. Si nécessaire, renouvelez l'opération 2 fois par jour.

COLIQUES QUI RÉVEILLENT BÉBÉ LA NUIT

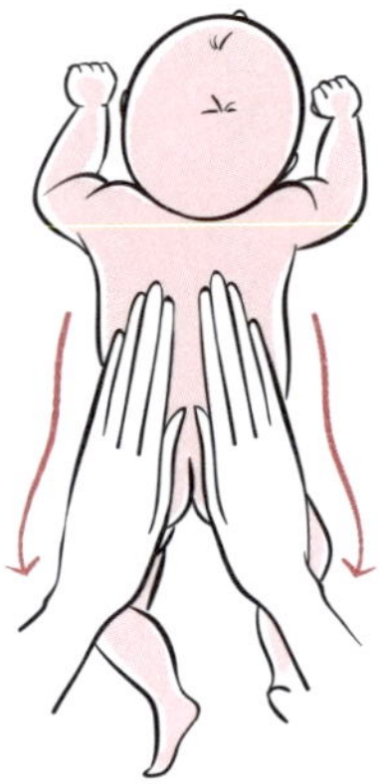

> **Avant de coucher votre bébé,** allongez-le sur le lit et massez avec des mouvements très légers d'abord le haut de son dos, ensuite toute sa longueur en descendant vers le bas.

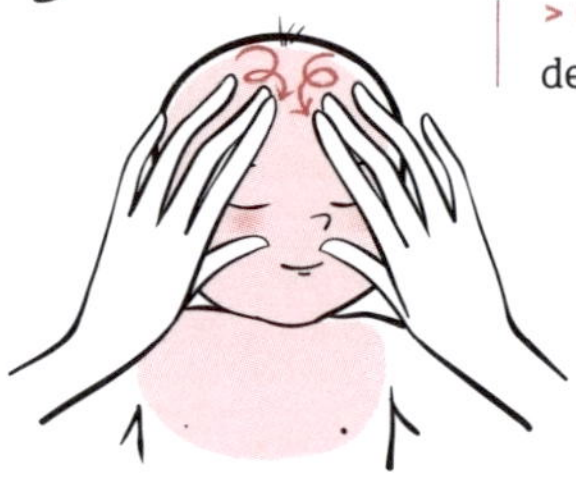

> **Caressez également** le haut de sa tête et la base du crâne.

AGITATIONS DU SOIR

Il arrive probablement à votre bébé d'être agité le soir et d'avoir du mal à s'endormir, même lorsqu'il est fatigué. Il pourrait s'agir dans ce cas d'un problème énergétique. Vérifiez ses mollets : ils sont probablement raides. L'agitation du soir est souvent provoquée par une stagnation d'énergie au niveau des jambes et en particulier des mollets. Et dans de nombreux cas, elle est accompagnée de troubles de la vessie. Comment expliquer cela ? Les méridiens des éléments d'eau (reins, vessie...) passent dans les jambes. Lorsqu'il y a une tension au niveau des mollets, l'énergie est bloquée dans ces organes.

Les techniques ayurvédiques pourront vous être très utiles pour relâcher l'énergie retenue à cet endroit.

1. > **Posez par terre une serviette** ou un coussin et allongez votre bébé sur le dos.
> **Agenouillez-vous devant lui,** prenez une huile de base et massez-lui les jambes en glissant vos mains du haut de la hanche jusqu'au pied. Alternez les deux mains.

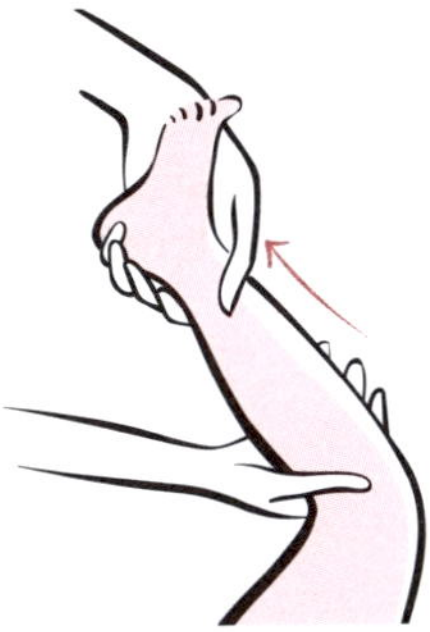

2. > **Posez votre main derrière son genou et tenez-le fermement.** Avec l'autre main tenez sa cheville et tirez délicatement vers le bas.
> **Ces exercices détendront les muscles** et libéreront l'énergie bloquée au niveau des jambes.

3. > **Massez ensuite les hanches et la cuisse.**
> **Pour terminer, ouvrez son pied** sans forcer, tenez-le dans cette position et, avec le bout de vos doigts, massez les muscles des deux côtés du tibia et l'intérieur de la cuisse.

4. > **Maintenant vous pouvez stimuler et renforcer** les points énergétiques situés à l'arrière des mollets, des cuisses, des fesses et des hanches.
> **Appuyez avec le pouce** pendant une vingtaine de secondes et tournez ensuite votre pouce dans le sens des aiguilles d'une montre pendant 40 secondes. Répétez ces gestes à tous les points marma.

Le saviez-vous ?

Les enfants intoxiqués par la drogue ou l'alcool que la future maman a pu prendre pendant la grossesse présentent souvent des troubles physiologiques et psychologiques dès les premiers mois : ils sont incapables de se détendre, d'être sociables, de recevoir du réconfort, ils manquent d'appétit... Les nourrissons sont repliés sur eux, irrités, et dorment beaucoup.

Le massage est extrêmement bénéfique dans ces cas-là. Il a été clairement démontré qu'après seulement deux semaines de massages, ceux-ci apportent des améliorations notables : prise de poids, diminution du stress, amélioration des fonctions motrices et sensorielles, etc. Certes, ces enfants restent fragiles et très sensibles. C'est pourquoi les parents doivent être très vigilants sur les petits signes comme les cris aigus, les bâillements à répétition, l'agitation, le regard fuyant, l'extension répétée de la colonne, etc. Le massage aide en tout cas ces bébés à se sentir en sécurité et à se détendre. Bien évidemment, la maman doit se soigner aussi.

LES BÉBÉS NÉS PAR CÉSARIENNE

Les techniques ayurvédiques sont très bénéfiques aux bébés nés par césarienne, car ils n'ont pas pu profiter de l'action précieuse des contractions lors de l'accouchement. Les massages prendront donc ce rôle et se chargeront de tonifier non seulement le système nerveux mais aussi les principaux organes vitaux.

En plus d'apporter une évolution bénéfique au développement général et à la croissance de l'enfant, les massages sont vraiment conseillés lors d'une séparation brusque et brutale à la naissance entre le nouveau-né et sa mère. Les causes peuvent être très diverses : complications médicales, accouchement prématuré, par césarienne, dépression postnatale sévère de la maman, adoption, etc.

LE MASSAGE PLANTAIRE

Les enfants et surtout les bébés, plus ouverts et plus sensibles que les adultes, répondent très bien à la réflexologie. Cependant, quelques précautions sont à prendre. Comme leurs pieds grandissent constamment et sont très sensibles, il faut les traiter avec douceur. Faites très attention de ne pas appuyer fort sur n'importe quel point du pied. Effectuez des massages légers qui ne durent que quelques minutes.

> **Commencez par le pied droit.** Réchauffez-le en le frottant entre vos mains.

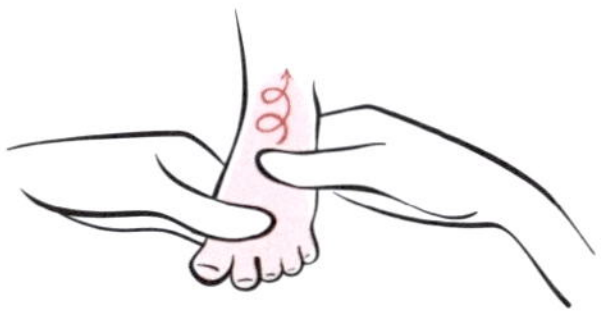

> **Laissez le pied de bébé reposer.** Avec vos pouces, caressez le dessus du pied et les orteils.
> **Commencez par le gros orteil,** faites 4 mouvements du haut vers le bas. Passez à l'orteil suivant en faisant de même. Travaillez ainsi jusqu'au petit orteil.

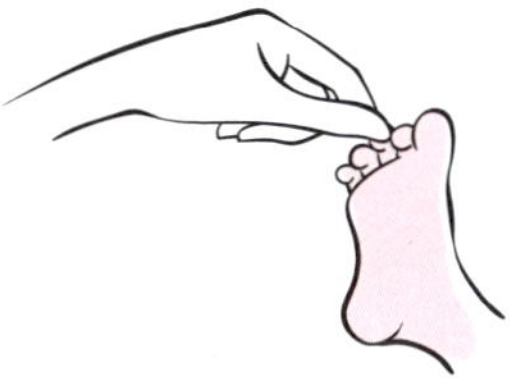

> **Tenez le talon avec une main,** et avec l'autre, agitez doucement chaque orteil, en le prenant entre le pouce, l'index et le majeur.
> **Commencez par le gros orteil** et allez vers le plus petit.

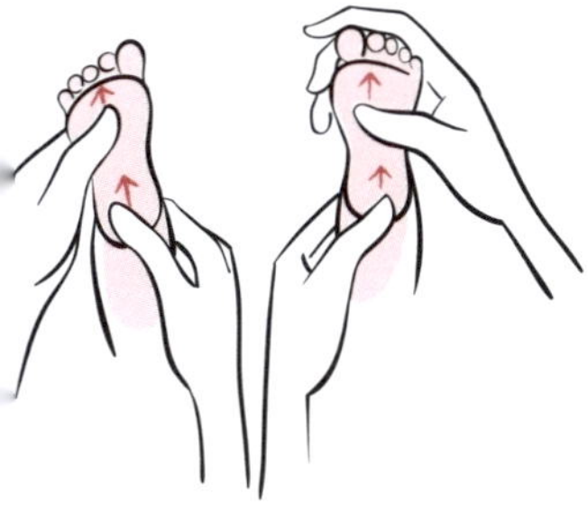

> **Massez la plante du pied du bébé :** prenez le pied avec les deux mains et avec les pouces, caressez la plante par des mouvements allant vers le haut et finissant au niveau des orteils. Répétez ce mouvement 4 fois.

Ces quatre exercices sont à refaire sur le pied gauche. Terminez avec un baiser sur chaque pied.

Pour terminer votre massage, faites des petits exercices d'étirement, mais assurez-vous qu'ils sont bien adaptés à l'âge de votre bébé.

Et après le massage ?

Vous pouvez parfaire le massage avec de petits exercices en douceur qui étireront les muscles de bébé et stimuleront ses différents segments corporels. Veillez à choisir des mouvements adaptés à son âge et à sa motricité.

Attendez une dizaine de minutes avant de soulever votre enfant.

Gardez à côté de vous un biberon d'eau, de tisane ou de son jus de fruits préféré, car le massage augmente la soif.

Doux exercices...

Vous voilà devenue experte en massage bébé. Vous pouvez maintenant réfléchir à quelques activités plus « dynamiques ». Vous le savez, il faut attendre que votre bambin ait au moins 3 ans pour l'inscrire au judo, au karaté, à la danse ou aux cours de tennis... Et avant ? Nous avons une petite idée : il peut déjà faire de la gymnastique ! Quelques exercices d'étirement seront très utiles pour assouplir son petit corps. Et voici une autre activité amusante et bénéfique que vous pouvez pratiquer avec bébé : la piscine ! Alors, maman, papa, bébé, plouf... dans l'eau !

Prête à faire de votre petit bout un Jacques Mayol ou une Nadia Comaneci ?

Afin d'aider votre bébé à se développer harmonieusement, à découvrir le monde extérieur et à prendre du plaisir tous les jours, voici quelques doux exercices et positions de yoga à pratiquer... Ainsi que tout ce que vous devez savoir sur les bébés nageurs.

BRAS ET JAMBES CROISÉS

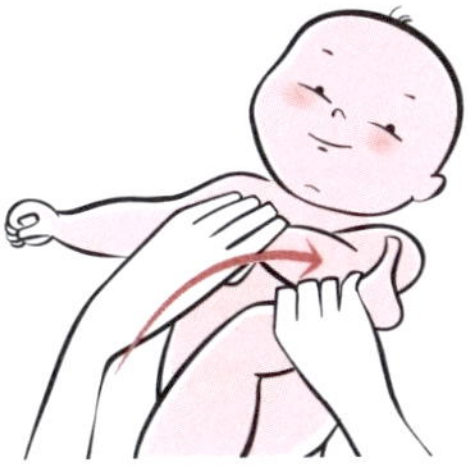

> **Pliez doucement le bras gauche de votre bébé sur sa poitrine.** Soulevez sa jambe droite vers son épaule gauche, en fléchissant le genou.

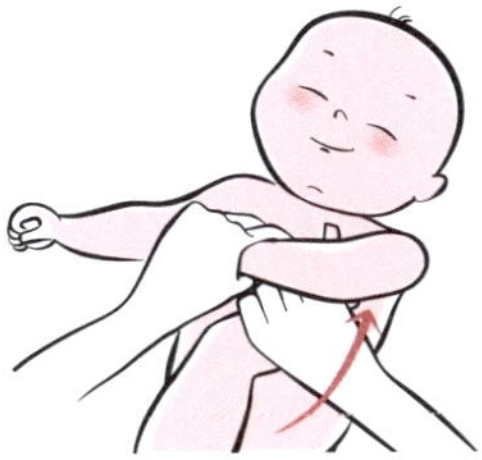

> **Faites quelques croisements du bras par-dessus et sous la jambe.** Étirez. Faites la même chose avec l'autre bras et l'autre jambe.

LA POSITION DU LOTUS

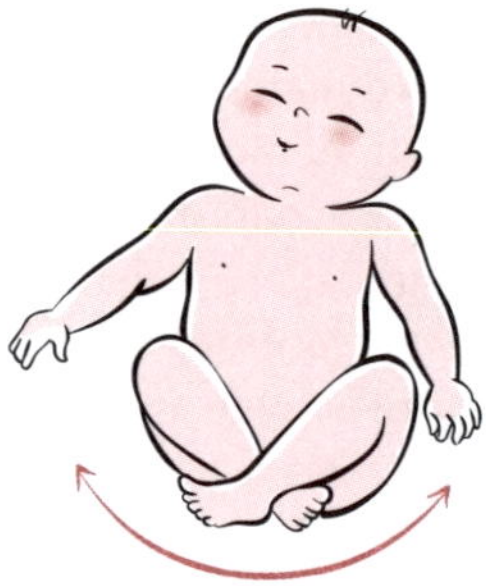

> Croisez les jambes de votre bébé en flexion sur son ventre (position du lotus).
Tout doucement, bercez les jambes de votre bébé. Faites quelques croisements des jambes, puis étirez-les vers vous. Répétez cet exercice plusieurs fois.

➜ Parole d'expert

« Cette position du lotus peut être conseillée chez les bébés tendus qui partent souvent dans un schéma d'extension en arrière. Les câliner dans cette position permet une véritable détente. »

Mathilde Escargueil, kinésithérapeute pour enfants

LES GENOUX SUR LE VENTRE

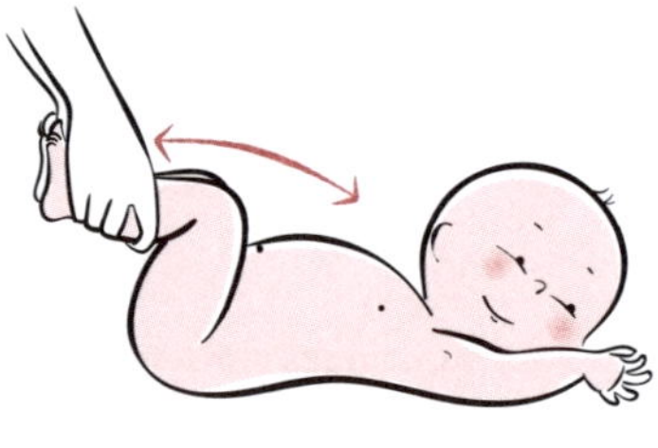

> Prenez les deux jambes de votre bébé avec vos deux mains.
En les berçant un peu, poussez les deux genoux contre son ventre, puis étirez-les doucement vers vous. Répétez plusieurs fois.

LA BICYCLETTE

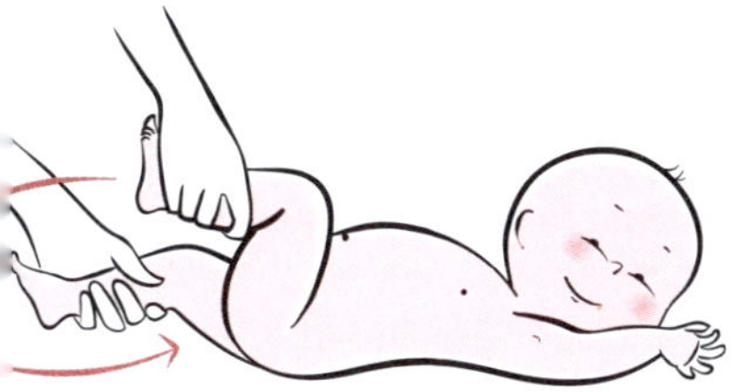

> **Poussez un genou après l'autre contre son ventre** (comme si votre bébé faisait du vélo), puis étirez-les doucement vers vous. Répétez plusieurs fois cet exercice, très bénéfique pour la détente.

LE YOGA POUR BÉBÉ

En Israël et au États-Unis, le yoga pour bébé et parents est très populaire. Pour l'enfant, le yoga se pratique dès l'âge de 2 mois. Voici quelques conseils pour exercer les mouvements adaptés à votre bébé jusqu'à 1 an.

Installez-vous dans un endroit calme, où votre petit bout se sentira détendu. Vous pouvez également mettre de la musique douce et relaxante.

On commence par une séance d'étirements pour échauffer les muscles de bébé :

Étirement du haut du corps

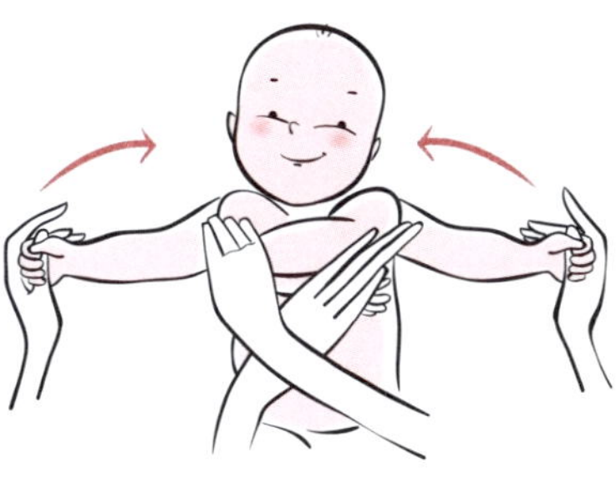

> **Vous êtes assise en tailleur,** face à votre bébé allongé sur le dos.
> **Prenez ses mains et écartez doucement ses bras sur les côtés.**
> **Repliez ses bras** sur sa poitrine en croisant vos mains. Répétez ces exercices une dizaine de fois.

Étirement général

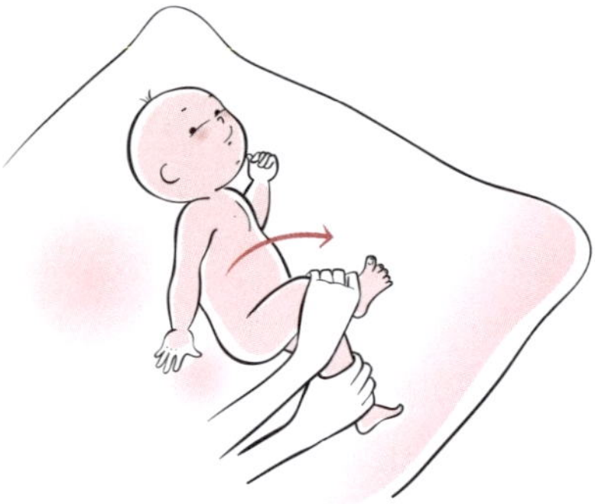

> **Votre bébé étant toujours allongé sur le dos,** vous allez maintenant étirer tout son corps.
> **Maintenez sa jambe droite tendue,** placez sa jambe gauche à 90°, puis faites basculer le corps du bébé sur le côté droit pour que sa jambe gauche puisse toucher le sol.
> **Ramenez les deux jambes tendues devant vous** afin de soulager le dos du bébé, puis exercez le même mouvement de l'autre côté : maintenez la jambe gauche tendue, faites toucher le sol au pied droit du bébé en basculant son corps du côté gauche. Essayez de fixer ses épaules au sol pour un étirement en profondeur. Répétez le mouvement une dizaine de fois de chaque côté.

Le grand huit

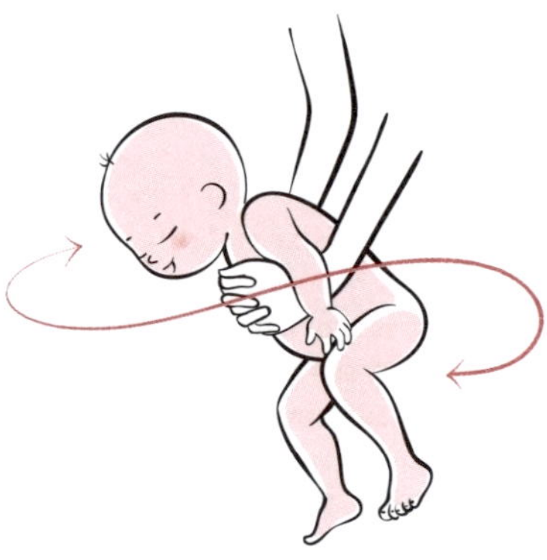

> **Debout, les genoux souples,** écartez les jambes d'environ la largeur de vos épaules, en cherchant une position stable.
> **Prenez votre bébé,** le dos sur votre poitrine, et soutenez-le par-dessous les bras. Croisez vos doigts sur son ventre. Basculez votre buste en avant et tenez votre bébé à bout de bras.
> **Faites-le balancer** de droite à gauche en formant de grands mouvements circulaires en forme de 8.

Le ballon gonflable de yoga

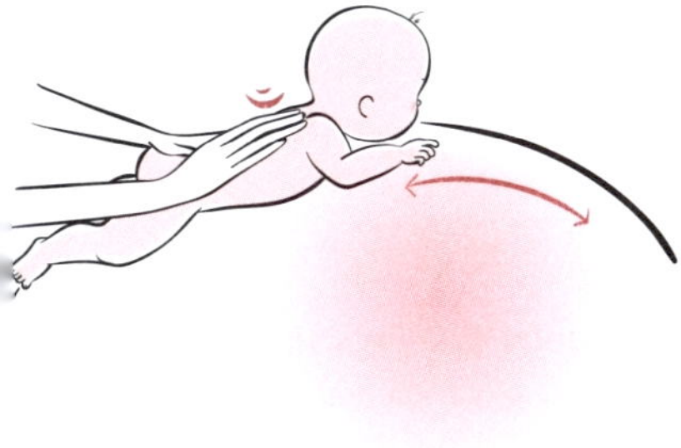

> **Installez votre bébé sur un gros ballon gonflable de yoga.** Posez-le à plat ventre, ses bras écartés vers l'extérieur.

> **Appuyez légèrement sur son dos** avec le plat de vos deux mains et exercez de petits instants de pression rapide, puis relâchez.

> **Ensuite, toujours en maintenant le dos du bébé, faites rouler** le ballon de haut en bas, puis sur le côté, et terminez par de grands cercles.

LES BÉBÉS NAGEURS

Jeunes mamans, vous avez envie de vous lancer dans cette belle expérience de nager avec votre bébé et de rejoindre le groupe des « bébés nageurs » ?

Grand bien vous fasse : cela ne peut être que bénéfique, autant pour vous que pour votre petit chou !

Quand bébé se retrouve en milieu aquatique, il se rappelle d'abord son séjour au sein de votre ventre, où il baignait dans le liquide amniotique bien chaud, mais il acquiert aussi une totale confiance dans l'eau. Plus de cris, de peur ou d'angoisse lorsqu'il prendra ses bains à la maison, votre bébé deviendra un être « aquatique » !

Pour les adultes, accompagner son bébé à la piscine et faire des exercices avec lui est un excellent moyen de partager une autre expérience que la vie quotidienne à la maison, en redécouvrant un contact corporel très important.

Si cela vous tente, voici quelques informations qui ne vous feront pas hésiter longtemps, même si vous êtes une grande frileuse !

Ce qu'il faut savoir avant de vous jeter à l'eau

Avant tout, attendez que votre bébé ait au moins 4 mois pour l'emmener à la piscine. Jusqu'à 6 mois, les sensations qu'il ressentait dans votre ventre sont encore présentes. Par conséquent, il les ressentira de la même façon dans la piscine, à sa plus grande joie.

> **Parole d'expert**
>
> « Attention, certaines études ont montré que les vapeurs de chlore étaient irritatives ! Privilégiez les piscines à eau de mer et n'insistez surtout pas si votre bébé est souvent malade ou s'il a des antécédents respiratoires. Il est vrai que la piscine est très bénéfique pour le développement psychomoteur de votre enfant, mais il ne faut pas oublier que les activités aquatiques peuvent fragiliser les bronches. »
>
> Mathilde Escargueil, kinésithérapeute pour enfants

Les précautions à prendre

- Votre petit bout doit être vacciné contre la diphtérie-tétanos-coqueluche-polio (DTCP, en 2 injections).
- L'eau doit être suffisamment chaude, c'est-à-dire à pas moins de 32 °C.
- La baignade ne doit pas durer plus de vingt minutes.
- Pour être efficaces, les séances doivent avoir lieu 1 fois par semaine minimum.
- Donnez un repas à votre bébé une heure avant la baignade pour qu'il ne souffre pas d'hypoglycémie. Eh oui, vous allez le faire travailler, le petit !

C'est décidé, vous sautez le pas, et plouf, dans l'eau !

Concrètement, comment se passent les activités ? Elles se font d'abord en groupe, avec le papa ou la maman, accompagnés d'un animateur.

Bien entendu, les séances sont soumises à une règlementation très stricte. D'après une circulaire du 3 juin 1975 du ministère de la Jeunesse et des Sports sur « l'initiation des très jeunes enfants en milieu aquatique », l'équipe encadrant les cours doit être constituée de plusieurs professionnels, ayant une approche à la fois pédagogique et psychomotrice. Mais vous constaterez rapidement que seuls les maîtres nageurs animent généralement les séances, faute de moyens. Ils guident alors les parents dans leurs gestes et leur accompagnement de l'enfant.

Les 4 thèmes abordés au fur et à mesure des activités

- La découverte de l'eau et des autres petits crapauds
- L'apesanteur, la sensation de flotter et de se déplacer dans l'eau (nager serait un bien grand mot !)
- Aller sous l'eau (sans boire la tasse)
- Entrer dans l'eau

LES ÉTAPES

- Lors de la première étape de l'initiation, vous gardez un contact permanent avec votre bébé en le tenant sous les aisselles ou bien contre votre ventre, et en le regardant dans les yeux. Petit à petit, vous immergez votre bébé jusqu'à la bouche. Quand vous le sentez suffisamment en confiance, utilisez un tapis, en le couchant dessus, sur le dos ou le ventre, pour lui faire découvrir la sensation de flottement et d'équilibre aquatique.
- La deuxième étape consiste à tenter l'immersion... un futur Jacques Mayol ? Vous allez être étonnée de voir les capacités d'apnée de votre petit poisson. En effet, tous les nourrissons, depuis leur immersion dans le liquide amniotique, possèdent le réflexe natatoire (apnée) qui leur permet, lorsqu'ils sont sous l'eau, de fermer la bouche en bloquant automatiquement leur respiration. Évidemment, ne le jetez pas sous l'eau pour voir ce que ça donne... Prenez-le dans vos bras et descendez sous l'eau avec lui, pendant quelques secondes. Il aura tendance à agiter les bras et les jambes, comme dans votre ventre !
- Lors de la troisième étape, cette fois, lâchez votre bébé sous l'eau, tout seul comme un grand, et observez-le s'agiter comme un petit poisson. Attention toutefois de ne pas multiplier les immersions, qui fatigueraient bébé. Il est conseillé d'en faire 3 maximum par séance.

Il est très important de ne pas le forcer à faire tel ou tel exercice : vous risqueriez de le bloquer. Si vous sentez qu'il a peur, rassurez-le, parlez-lui tendrement, mais surtout n'insistez pas !

Les découvertes parent/bébé

Une fois à l'aise dans l'eau, votre bébé poisson trouvera un malin plaisir à jouer avec les planches, les frites, les tapis, les toboggans, etc. Imaginez ce qu'il va ressentir lorsqu'il sera en équilibre sur le tapis flottant !

Cela permet à vous, parent, de le découvrir dans un autre contexte et d'observer attentivement les progrès qu'il peut faire, ou de voir la façon dont il se comporte avec les autres enfants. C'est une véritable découverte, aussi bien pour le bébé que pour le parent qui l'accompagne. Petit à petit, il va s'éloigner de vous pour jouer avec ses compagnons barboteurs, ce qui est un bon moyen pour lui de se sociabiliser.

C'est aussi une bonne façon pour votre enfant de découvrir les jeux collectifs, d'observer ses acolytes, de les imiter, de les affronter. C'est un excellent stimulant pour favoriser le développement psychomoteur.

Les « bébés nageurs » ne nagent pas forcément plus tôt que les enfants n'ayant pas pratiqué d'activités aquatiques. En revanche, on constate qu'ils deviennent plus rapidement autonomes, tout comme ils gagnent en confiance pour les prochaines années à venir.

Votre bébé nageur mois par mois

Jusqu'à 6-7 mois

Votre bébé est encore tout petit et il a besoin plus que jamais de votre présence et de votre chaleur, qui lui apportent sécurité et apaisement. C'est pour cette raison que les animateurs conseillent fortement d'établir une relation physique et verbale avec votre petit bout pour qu'il soit rassuré à travers votre regard et le son de votre voix.

Après quelques séances, votre bout'chou s'est familiarisé avec le milieu aquatique. Profitez-en pour le laisser s'épanouir tout seul, en douceur. Maintenez votre bébé à la surface en positionnant votre index sous chaque aisselle. Vous gardez ainsi un contact physique, tout en le laissant découvrir progressivement son autonomie.

Selon la façon dont vous le maintenez, votre petit bouchon sera soit en position verticale, soit en position horizontale. Les expressions de votre bébé traduisent normalement de la joie et ne révèlent pas une volonté de se déplacer. Avant tout, il prend du plaisir à flotter.

À 7-8 mois

Le contact physique de votre petit avec vous n'est plus indispensable. Il devient plus indépendant, et recherche votre présence surtout lorsqu'il se sent en perte d'équilibre.

Votre bébé a pleinement pris conscience de l'élément liquide et dissocie très bien la tête, le tronc, le bassin et les membres inférieurs.

À partir du 8e mois

Votre bébé est en position verticale et va spontanément bouger ses jambes sous l'eau, comme s'il marchait.

Jusqu'au 16e-17e mois

Votre bébé est toujours en position verticale, mais il arrive à se déplacer vers l'avant.

À partir du 24e mois

Les membres supérieurs commencent à entrer en action ; les jambes ne sont plus les seules à bouger.

Jusqu'au 36e mois

Le corps s'approche de la position horizontale, avec une inclinaison vers l'avant. Le petit se déplace avec ses jambes mais pas avec les bras.

Entre le 36e et le 48e mois

Nous arrivons donc à l'horizontalité ! Les jambes de votre petit font les mêmes mouvements que les nageurs de crawl.

Conseils aux parents

- Si votre bébé est sujet aux troubles respiratoires, comme l'asthme, les bronchites chroniques, ou bien sujet aux troubles cardio-vasculaires, le groupe des bébés nageurs est déconseillé. Demandez toujours l'avis de votre médecin.
- Pour éviter que votre petit bout ne régurgite s'il boit la tasse, pensez à lui faire boire de l'eau avant la baignade.
- Avant le grand plongeon, prenez une petite douche avec votre enfant afin de le mettre en condition.
- Lorsqu'il est en âge de marcher, tenez-lui toujours la main, notamment dans les vestiaires et au bord de la piscine : bébé risquerait de glisser.
- Jusqu'à 18 mois, les bébés craignent le froid. Si vous voyez que votre enfant devient pâle, inactif, a les lèvres violettes ou encore des marbrures sur le corps, sortez-le immédiatement, réchauffez-le et proposez-lui une petite collation.
- Après le bain, donnez-lui un goûter (biscuits, jus de fruits, laitage).
- Du point de vue financier, le coût n'est forcément pas le même selon le lieu de l'inscription. Les piscines municipales sont celles qui proposent les tarifs les plus intéressants, contrairement aux associations qui louent des bassins spécialement pour les séances de bébés nageurs.

Pour obtenir toutes les informations à ce sujet et connaître les lieux adéquats, renseignez-vous auprès de la Fédération des activités aquatiques d'éveil et de loisir.

➔ Mémo sac

- un slip de bain ou une couche étanche
- un petit en-cas et de l'eau en biberon ou en bouteille
- des petites doses de sérum physiologique pour les yeux
- un savon et une crème hydratante pour l'après-bain
- une grande serviette

BONUS
QUEL MASSAGE SELON LE SIGNE ASTROLOGIQUE ?

Vous vous posez mille et une questions sur le caractère de votre bébé plus tard. Vous avez envie de savoir comment il sera avec vous, avec son papa, avec ses proches. Il vous regarde avec ses yeux grands ouverts et vous essayez de percer le mystère de la vie. Sera-t-il un grand affectueux ou un grand indépendant ? Vos caractères vont-ils se correspondre ou, au contraire, devrez-vous faire des efforts pour établir une relation de paix ? Que votre enfant soit natif d'un signe de feu, de terre, d'eau ou d'air, tout petit déjà, il a ses préférences et son caractère affirmé.

Connaître votre bébé à travers l'astrologie, est-ce possible ? Voici les grandes lignes du tempérament ainsi que les massages conseillés pour chaque signe.

Bélier (21 mars - 20 avril)

Si vous avez rêvé d'un petit bout qui déborde d'énergie, votre vœu est exaucé. Les Béliers sont connus pour leur impulsivité, leur audace, leur énergie et leur courage. Votre bébé n'échappe donc pas à la règle. Ce dur au cœur tendre est toujours en mouvement, curieux de tout, à ses risques et périls. Ce sont des êtres fonceurs, sans conscience du danger... Attendez-vous donc à devoir panser ses bobos en tous genres.

Préférant largement les promenades au grand air aux activités calmes, comme se reposer dans son transat ou sur son tapis d'éveil, bébé Bélier marche en général rapidement, tant il a envie d'explorer le monde qui l'entoure.

Il va falloir trouver le bon équilibre même si pour lui, la juste mesure n'existe pas ! Ne pas l'empêcher de s'exprimer spontanément sans trop lui laisser la porte ouverte à toute effusion par exemple. Attendez-vous à de grosses colères de sa part si vous contrariez ses impulsions, mais soyez ferme et ignorez ses crises, le plus souvent très rapides.

Comme il met aussi de l'ardeur pour manger, calmez son trop grand appétit en évitant de lui donner des sucreries en dehors des repas. Concernant le coucher, laissez-lui le temps de bien se fatiguer pour qu'il puisse dormir d'un sommeil de plomb : allongez les phases sommeil/réveil.

Plus tard, son tempérament impulsif vous amènera souvent à discuter avec lui afin de lui faire comprendre qu'il faut réfléchir avant d'agir. Le voyant toujours en mouvement, montrez-lui bien que cela peut lui porter préjudice.

La relation avec papa et maman

Si comme lui, vous êtes un signe de feu (Bélier, Lion et Sagittaire), des orages risquent d'éclater, mais rassurez-vous, ils passeront vite. Beaucoup de points communs vous permettront de mieux vous comprendre, notamment en étant francs et honnêtes l'un envers l'autre.

Si vous êtes un signe de terre (Vierge, Capricorne et Taureau), face à votre tempérament tranquille, votre petit Bélier se lassera vite et aura envie de vous titiller pour vous faire réagir. À vous d'utiliser votre côté placide pour le calmer.

Si vous êtes un signe d'air (Gémeaux, Balance et Verseau), vous partagez tant de points communs que vous pourrez vous comprendre rien qu'en vous regardant. Dès lors que vous discuterez, cela risque d'être passionnant !

Si vous êtes un signe d'eau (Poissons, Cancer, Scorpion), attention de ne pas vous laisser submerger par votre sensibilité, qui vous amènerait à le surprotéger.

Côté forme...

Le signe du Bélier gouverne la tête. Cela prédispose votre enfant aux migraines, aux troubles du comportement, et aux troubles ophtalmologiques et dentaires. Les massages au niveau du visage et de la tête sont donc les mieux adaptés pour lui : sur les joues, les tempes, le front, le crâne.

Taureau (21 avril - 20 mai)

Comme toutes les jeunes mères, vous avez envie de câliner à tout bout de champ votre bébé… vous serez alors comblée avec un petit Taureau ! Adorant les caresses, les câlins, les bisous, c'est un grand affectueux, très attaché au cocon familial, et plus particulièrement à sa maman.

Si vous fondez devant sa frimousse, sachez que votre bébé si souriant et plein de charme séduira également toutes les personnes qu'il croisera sur son chemin.

Malgré tout, si bébé Taureau a décidé quelque chose, c'est comme ça et pas autrement. Un brin têtu donc… à vous de maîtriser sa petite tête de bois.

Vous avez la chance d'avoir un petit bébé calme et facile à vivre, cela vaut aussi pour les biberons et les nuits. Le bébé Taureau est tellement détendu pendant la tétée qu'il peut même s'endormir sur son biberon, mais laissez-le rêver et patientez. Pour les nuits, il trouve généralement son rythme rapidement et dort quand il a besoin. Si vous le voyez silencieux, en train de regarder dans le vague, c'est que les bras de Morphée ne sont pas loin…

La relation avec papa et maman

Si vous êtes un signe de feu (Bélier, Lion et Sagittaire), essayez toujours d'être patiente face à votre petit Taureau qui aime prendre son temps. Il vous apprendra peut-être à devenir zen !

Si comme lui, vous êtes un signe de terre (Vierge, Capricorne et Taureau), la relation est plus facile, car vous vous ressemblez sur de nombreux points. Un petit conseil : lorsque bébé sera en âge de voler de ses propres ailes, ne lui barrez pas la route de la liberté.

Si vous êtes un signe d'air (Gémeaux, Balance et Verseau), votre façon de voir la vie légèrement lui sera d'une aide précieuse pour contrebalancer sa manière plus sérieuse de l'appréhender. Eh oui, le sens de l'humour n'est pas la meilleure qualité des petits Taureaux.

Si vous êtes un signe d'eau (Poissons, Cancer, Scorpion), la communication est au rendez-vous et votre entente quasi parfaite. Cette relation fusionnelle risque cependant de poser quelques problèmes lorsque bébé Taureau devra prendre son envol.

Côté forme...

Les massages du cou seront les bienvenus, car le signe du Taureau gouverne la mâchoire inférieure, le cou, les cordes vocales et la gorge. Attention donc aux angines !

Gémeaux (21 mai - 21 juin)

Avec un petit Gémeaux, impossible d'avoir le moral en berne ! Sa vivacité d'esprit, sa gaieté, son sens de l'humour font partie de lui et donnent le sourire à tous ceux qui l'approchent. Curieux de tout, bébé Gémeaux n'aime pas rester sans rien faire : après avoir observé les environs, il ne peut s'empêcher d'aller les voir de plus près et de tester ce qui l'intéresse, qu'il s'agisse des fils électriques ou des poils de votre chat ! Malgré sa petite bouille craquante, essayez de résister à son charme en vous montrant ferme quand il va trop loin. Son intrépidité lui permet en tout cas d'apprendre rapidement et donc de faire des progrès étonnants en peu de temps ; vous n'en serez que plus fière !

Comme il est d'une nature précoce, vous partagerez rapidement des repas ensemble : bébé, dans sa chaise haute, se servant tout seul de ses couverts, contemplera son papa et sa maman. Aimant la compagnie, car il est d'une nature très sociable, il adorera participer à la vie familiale plutôt que de se retrouver tout seul dans son lit. Il préférera donc largement vaquer à ses occupations plutôt que de rejoindre ses peluches et sa gigoteuse.

Relation avec papa et maman

Si vous êtes un signe de feu (Bélier, Lion et Sagittaire), attention de ne pas céder à votre impulsivité face à son habitude d'analyser les situations, qui pourra facilement vous agacer. Sinon, votre relation ne peut être que bonne.

Si vous êtes un signe de terre (Vierge, Capricorne et Taureau), attention de ne pas trop l'étouffer de tendresse et d'amour. Les petits Gémeaux sont tendres, mais n'aiment pas les démonstrations excessives.

Si comme lui, vous êtes un signe d'air (Gémeaux, Balance et Verseau), votre relation est fondée sur une très grande complicité, notamment grâce à votre sens de la liberté et à vos esprits fantasques respectifs.

Si vous êtes un signe d'eau (Poissons, Cancer, Scorpion), vous allez vous sentir malmené(e) par votre petit tourbillon dont le sens de l'humour risque de vous décontenancer, mais n'y voyez surtout pas un manque d'amour !

Côté forme...

Le signe des Gémeaux gouverne l'appareil respiratoire, les épaules, les bras et les mains. Votre bébé étant fragile des bronches, les massages thoraciques sauront le soulager. Attardez-vous également sur les bras et les mains.

Cancer (22 juin - 21 juillet)

Un bébé Cancer, que demander de plus ? C'est ce que pensent la majorité des mamans d'un petit Cancer, réputé pour être très sensible, très proche de la famille, et particulièrement de sa mère. Les câlins, les bisous sont donc à donner en quantité non négligeable pour ces petits, en constant besoin d'affection. D'une nature rêveuse, bébé Cancer s'échappe facilement dans ses pensées, et peut se créer facilement un monde imaginaire, rien qu'à lui. Il n'en est pas pour autant aveugle à vos états d'âme, qu'il sentira tout de suite. Que vous soyez triste ou gaie, votre petit bout si sensible possède une grande intuition et ressentira la même chose que vous.

Si votre bébé est un petit garçon, ne vous attendez pas à ce qu'il s'amuse à des jeux « violents ». Il prend bien plus de plaisir et d'intérêt aux rapports humains : membres de la famille, camarades de crèche, ami imaginaire...

Enfin, considérant sa famille comme un véritable refuge, bébé Cancer adore les repas partagés, qui sont pour lui des moments uniques et privilégiés. Avant de dormir, il aime surtout écouter son papa ou sa maman lui lire une histoire. Sa sensibilité peut engendrer des peurs nocturnes ; par conséquent, mieux vaut lui allumer une petite veilleuse, afin de le rassurer.

Sa relation avec papa et maman

Si vous êtes un signe de feu (Bélier, Lion et Sagittaire), pesez bien vos mots avant de vous adresser à lui et faites attention à votre trop grande franchise, qui peut parfois faire des dégâts. N'oubliez pas, c'est un grand sensible !

Si vous êtes un signe de terre (Vierge, Capricorne et Taureau), vous serez comblés l'un et l'autre par le grand besoin d'affection qui vous caractérise. Vous avez la chance de vous compléter dans de nombreux domaines.

Si vous êtes un signe d'air (Gémeaux, Balance et Verseau), vous aurez peut-être parfois l'impression d'être privé(e) de liberté face à votre petit chou qui vous réclamera beaucoup d'attentions et de tendresse.

Si comme lui, vous êtes un signe d'eau (Poissons, Cancer, Scorpion), attention aux non-dits. Dites ce que vous pensez, sans avoir peur de le blesser ; cela ne pourra qu'enrichir votre relation.

Côté forme...

Né sous un signe qui gouverne les voies digestives, le Cancer peut être fragile du ventre. Lors des massages, privilégiez donc la zone de son estomac, ce qui pourra le soulager, notamment au cours des premiers mois où la digestion n'est pas toujours bonne.

Lion (23 juillet - 22 août)

Vous avez parlé de lui pendant neuf mois, préparez-vous maintenant à l'entendre ! Bébé Lion sait en effet se faire remarquer quand il l'a décidé, notamment quand il est mécontent. Plus vous ferez attention à lui, et mieux il se portera, car il aime être le centre d'intérêt de son petit monde.

Bébé énergique, intrépide, curieux, il aime s'aventurer... une bonne raison pour ranger vos affaires !

Lorsque vous vous promenez dans la rue avec lui, attendez-vous à ce que les passants le regardent et craquent pour sa frimousse : bébé Lion fait risette à qui veut !

Sous ses airs autoritaires, que vous remarquerez très tôt, notamment lorsque vous lui interdirez telle ou telle chose, c'est un grand cœur, très généreux, qui aime faire plaisir à ses proches.

Il peut ainsi vous regarder et sentir qu'il fait partie intégrante de vos activités quotidiennes. Sa plus grande joie est de participer aux repas familiaux. S'il n'en fait pas partie, il se sent vite exclu. Avant de le coucher, évitez les jeux d'éveil : il a surtout besoin de calme pour atténuer sa vitalité et son énergie.

Sa relation avec papa et maman

Si comme lui, vous êtes un signe de feu (Bélier, Lion et Sagittaire), la relation risque d'être explosive ! Autoritaires l'un et l'autre, vous pouvez parfois en venir à des disputes, mais cela n'a rien de bien méchant à condition que vous communiquiez bien.

Si vous êtes un signe de terre (Vierge, Capricorne et Taureau), vos deux caractères sont plutôt opposés mais peuvent se compléter. Son audace et son énergie risquent de vous surprendre mais vous apprendront à vous ouvrir à l'extérieur, tout comme vous lui inculquerez la patience, point faible chez bébé Lion.

Si vous êtes un signe d'air (Gémeaux, Balance et Verseau), bébé Lion ne comprendra pas toujours votre humour... mais malgré tout vous avez la chance de vivre une relation très complice.

Si vous êtes un signe d'eau (Poissons, Cancer, Scorpion), même si à la base, vous vous opposez complètement, vous aurez quand même en commun deux caractéristiques essentielles : un amour illimité et un grand idéalisme.

Côté forme...

Être au grand cœur, le Lion est justement plus fragile sur le plan cardiaque. Sous son air jovial, l'enfant Lion est aussi un petit être tourmenté qui peut ressentir comme un poids au niveau du plexus solaire. Privilégiez donc les massages à la poitrine.

Vierge (23 juillet - 22 septembre)

Voici un petit bébé Vierge qui pointe le bout de son nez... Calme et tranquillité assurés. Vous avez là un petit être méthodique et organisé. Lorsqu'il sera plus grand, vous savez déjà que vous n'aurez pas à le relancer pour ranger sa chambre, car il l'aura fait de lui-même.

Face à son esprit rationnel, mieux vaut pouvoir apporter des réponses à toutes ses interrogations. Les débuts de phrase préférés de votre petit bout sont à base de : « Mais pourquoi... ? » « Et comment... ? »

Ne soyez pas étonnée devant l'apparente froideur de votre bébé : il n'est pas du genre à réclamer câlins et bisous. Cela ne signifie pas pour autant qu'il ne les apprécie pas ; au contraire, cajolez-le, afin de le rassurer, car il a un grand besoin de sécurité. Si vous ne lui apportez pas ce qu'il veut, il peut montrer sa frustration à travers des troubles du sommeil, de la fièvre, un manque d'appétit. Prenez l'habitude de lui donner ses repas à heure fixe, de manière, là aussi, à lui apporter un sentiment de sécurité. Comme il n'a pas un gros appétit, ne vous inquiétez pas s'il ne finit pas les biberons ou les petits pots. Pour le sommeil, vous n'avez pas un gros dormeur : oubliez les grasses matinées ! Les siestes seront donc les bienvenues pour votre petit bout, afin qu'il recharge ses batteries.

Sa relation avec papa et maman

Si vous êtes un signe de feu (Bélier, Lion et Sagittaire), ne le secouez pas trop malgré votre tempérament aventureux. Gardez à l'esprit que votre petit est un grand timide qui aime aller à son rythme.

Si comme lui, vous êtes un signe de terre (Vierge, Capricorne et Taureau), prenez soin de bien parler avec votre enfant. La communication est le point faible dans votre relation, alors ne lésinez pas sur les explications afin d'éviter les non-dits.

Si vous êtes un signe d'air (Gémeaux, Balance et Verseau), de grandes discussions passionnantes risquent de naître entre vous deux. Votre tranquillité d'esprit doit aussi pouvoir rassurer votre petit Vierge, souvent anxieux.

Si vous êtes un signe d'eau (Poissons, Cancer, Scorpion), voilà sûrement la meilleure relation : pleine d'amour, de tendresse, de compréhension réciproque. Elle ne peut qu'être enrichissante.

Côté forme...

Né sous un signe qui gouverne les intestins et les glandes digestives, votre enfant est sensible au niveau du ventre. Les massages abdominaux seront donc les plus appréciés de votre petit bébé, souvent victime de coliques lors des premiers mois.

Balance (23 septembre - 22 octobre)

Un petit Balance qui arrive au foyer est un petit peace and love : il déteste les disputes, les conflits, les injustices.

D'une nature calme, bébé Balance ne risque pas de gâcher vos nuits ou de vous casser les oreilles par ses vociférations, détestant lui-même les cris. Son signe symbolisant l'équilibre, votre petit ne se sent bien que dans une atmosphère harmonieuse, dans laquelle la joie et le bonheur priment.

S'il s'agit d'un bébé tranquille, il aime cependant la compagnie. Installez ses jouets dans la pièce à vivre, de manière qu'il soit près de vous. Là aussi, son besoin d'affection est très équilibré : ni trop ni pas assez ; il attend donc la même chose de vous. Par contre, faites-lui bien comprendre qu'il doit aussi s'occuper seul, de manière qu'il ne soit pas dépendant de vous. Ainsi, vous éviterez des complications à long terme, comme celles de son entrée à la crèche et à la maternelle.

Lors des repas, l'important pour votre bout'chou n'est pas de se remplir l'estomac, mais d'être près de vous... donc si son appétit laisse parfois à désirer, c'est parce qu'il se nourrit de votre amour ! Au moment du coucher, lisez-lui une histoire ou chantez-lui une berceuse afin de le préparer au calme de la nuit.

Sa relation avec papa et maman

Si vous êtes un signe de feu (Bélier, Lion et Sagittaire), votre autorité peut être une entrave à votre relation, qui pourrait pourtant être fondée sur une jolie complicité. C'est sans doute une bonne raison pour vous tempérer...

Si vous êtes un signe de terre (Vierge, Capricorne et Taureau), chassez votre pudeur et votre discrétion pour lui montrer à quel point vous l'aimez ! On enlève donc sa carapace et on se détend...

Si comme lui, vous êtes un signe d'air (Gémeaux, Balance et Verseau), l'entente peut être très bonne à condition que vous ne l'effrayiez pas trop avec votre besoin d'indépendance.

Si vous êtes un signe d'eau (Poissons, Cancer, Scorpion), donnez-lui votre amour et votre tendresse, sans penser à votre propre besoin d'affection.

Côté forme...

Les reins et la région lombaire sont le point faible de votre bébé Balance : massez-lui le bas du dos pour soulager ses tensions. Et pour lui éviter des problèmes de reins, faites-lui boire beaucoup d'eau.

Scorpion (23 octobre - 22 novembre)

Bien souvent, l'arrivée d'un petit Scorpion fait peur. Réputé pour être quelqu'un d'entier, de compliqué et de rancunier, bébé Scorpion est pourtant un petit amour qui ne risque pas de vous ennuyer. Intrépide et curieux de tout, il adore découvrir de nouvelles choses, des objets en tout genre, que ce soit votre téléphone portable ou la télécommande de votre télévision. Veillez donc à être assez ferme dès les premiers mois pour éviter les futurs caprices !

Très exclusif, il vous réclame beaucoup d'affection et n'aime pas partager, que ce soit les personnes qu'il aime ou ses jouets…

Petit être entier et loyal, il demande en contrepartie la même chose de son entourage, sinon : rancune éternelle ! Si vous devez le gronder, regardez votre petit les yeux dans les yeux ; il comprendra davantage et sentira votre franchise : c'est le meilleur moyen pour être respecté dans les années à venir. Sous ses airs de dur, votre enfant cache quelques angoisses qui peuvent le poursuivre mais qu'il préfère taire plutôt que de les partager avec vous. Laissez-le venir à vous s'il a besoin de discuter, mais surtout, ne le forcez pas.

Le sommeil de bébé Scorpion n'a pas un rythme très soutenu, mais lorsqu'il dort, c'est d'un sommeil de plomb.

Sa relation avec papa et maman

Si vous êtes un signe de feu (Bélier, Lion et Sagittaire), la relation peut être électrique, mais vous êtes suffisamment armé(e) pour ne pas vous laisser mener par le bout du nez.

Si vous êtes un signe de terre (Vierge, Capricorne et Taureau), votre perfectionnisme à l'un et à l'autre sera votre grand point commun. Lui deviendra un être organisé ; quant à vous, vous vous attarderez un peu moins sur les détails qui peuvent vous gâcher la vie.

Si vous êtes un signe d'air (Gémeaux, Balance et Verseau), la relation risque d'être un peu compliquée, car vos caractères sont diamétralement opposés. Mettez un peu d'eau dans votre vin pour adoucir vos rapports.

Si comme lui, vous êtes un signe d'eau (Poissons, Cancer, Scorpion), mettez de côté votre sensibilité qui risque d'être mise à rude épreuve, et votre relation sera bonne et enrichissante.

Côté forme...

Le signe du Scorpion gouvernant le coccyx et les organes sexuels, votre bébé adorera les massages des fesses.

Sagittaire (23 novembre - 20 décembre)

Bébé Sagittaire est ce qu'on appelle un « bon vivant » ! Aimant la nourriture, les câlins, sa maman, il fait le bonheur de sa famille, par sa bonne humeur et sa joie communicatives.

Aventureux dans l'âme, il aime son indépendance et ne peut s'empêcher de bouger ! Mais si vous lui dites de rester calme, il vous obéira, car ce petit bout est loin d'être compliqué. Ce qu'il lui faut, c'est de l'espace, car il a un grand besoin de liberté. Les promenades au grand air font d'ailleurs le plus grand bien à ce bambin qui aime particulièrement la nature.

Si vous avez un bébé Sagittaire, l'essentiel est de lui donner de l'amour, mais aussi de lui faire confiance. Vous serez vite confrontée à son besoin d'indépendance, n'en soyez pas inquiète. Vous avez justement la chance d'avoir un petit autonome et débrouillard.

Il dévore la vie aussi bien que ses biberons : vous ne risquez pas d'être confrontée à son manque d'appétit ! Faites même attention de ne pas lui donner à manger en dehors des repas pour qu'il n'ait pas déjà de petits bourrelets. D'autre part, évitez tout jeu qui pourrait l'exciter au moment d'aller au lit, car il risque de ne pas trouver le sommeil rapidement, le bébé Sagittaire ayant un peu trop d'énergie à canaliser...

Sa relation avec papa et maman

Si comme lui, vous êtes un signe de feu (Bélier, Lion et Sagittaire), veillez à garder et respecter le territoire de chacun, primordial à votre bien-être. Essayez autant que possible de ne pas vous imposer à lui et de le laisser venir vers vous quand il l'a décidé.

Si vous êtes un signe de terre (Vierge, Capricorne et Taureau), la relation est harmonieuse si vous n'êtes pas trop catégorique et faites preuve de souplesse. Et si vous acceptez de recevoir une leçon de votre enfant...

Si vous êtes un signe d'air (Gémeaux, Balance et Verseau), vos deux caractères sont complémentaires et font de votre relation quelque chose de passionnant et de très riche humainement parlant.

Si vous êtes un signe d'eau (Poissons, Cancer, Scorpion), votre relation est riche en câlins pendant les premières années de sa vie, car vous lui apportez beaucoup d'affection. Il faudra par contre réfréner vos élans de tendresse une fois qu'il sera plus grand.

Côté forme...

Sensible des hanches et des cuisses, votre petit bébé Sagittaire doit éviter les sports trop violents, malgré son esprit casse-cou. Quoi qu'il en soit, ne lésinez pas sur les massages de cuisses pour soulager ses tensions.

Capricorne (21 décembre - 19 janvier)

Bébé Capricorne est un petit être « pas comme les autres ». Vous pensez que tous les bébés sourient et font risette à qui veut ? Ce n'est pas le cas des petits Capricornes. Attention donc aux élans incontrôlables des grands-mères gâteaux, qui risquent d'embrasser le vide plutôt que la joue.

Cela ne signifie pas pour autant qu'il n'a aucune sensibilité, bien au contraire, mais sa carapace est plutôt épaisse. Dites-vous que vous n'en serez que plus heureuse lorsqu'il vous réclamera des câlins.

Il aime jouer seul, se satisfait de peu de jouets, et ne cherche pas à tout prix des compagnons au bac à sable, tant qu'il est tranquille dans ses jeux imaginaires.

Votre petit est indépendant, autonome, n'apprécie pas les groupes : ne soyez pas étonnée s'il préfère se retirer dans sa chambre plutôt que de jouer avec ses cousins et cousines.

La solitude ne l'effrayant pas, il aime se retrouver dans son lit et n'a donc pas de mal à trouver le sommeil, à condition quand même que vous alliez le voir de temps en temps pour vérifier que tout aille bien : cela le rassurera malgré tout de savoir que vous n'êtes pas loin. Remplir son estomac risque d'être plus difficile, mais cela n'est pas grave, un bébé ne se laisse jamais mourir de faim. Il a juste besoin de votre présence et de votre patience pour bien s'alimenter.

Sa relation avec papa et maman

Si vous êtes un signe de feu (Bélier, Lion et Sagittaire), sa tranquillité risque de vous énerver un peu, mais cela ne peut qu'être bénéfique pour vous : vous allez apprendre la patience ! Montrez-lui aussi qu'on peut agir plus rapidement qu'à son habitude.

Si comme lui, vous êtes un signe de terre (Vierge, Capricorne et Taureau), vous êtes paré(e) pour lui apporter les armes et les outils indispensables dans la vie. Il deviendra ainsi un enfant équilibré et solide.

Si vous êtes un signe d'air (Gémeaux, Balance et Verseau), vous qui usez du charme, vous risquez d'être déstabilisés par sa froideur apparente. Apprenez-lui à être plus léger dans sa façon d'appréhender les choses.

Si vous êtes un signe d'eau (Poissons, Cancer, Scorpion), votre petit Capricorne appréciera par-dessus tout votre sensibilité et votre compassion. Votre relation peut être très harmonieuse.

Côté forme...

Pour ce signe gouvernant le squelette, les dents et la peau, le massage le plus approprié sera celui des genoux.

Verseau (20 janvier - 19 février)

Voilà un bébé haut en couleur ! Tout petit déjà, il exprime sa liberté d'esprit et a du mal à accepter les réprimandes et les ordres. Préférant n'en faire qu'à sa tête, bébé Verseau est surtout très indépendant et un brin solitaire. Son esprit de contradiction le conduit souvent hors des sentiers battus, mais c'est tout ce qui fait son originalité et sa force de caractère.

Il aime la nouveauté, déteste la routine : il adore donc les promenades qui lui permettent de voir du paysage. De même, lorsqu'il est dans son transat, changez-le de pièce régulièrement afin qu'il ne s'ennuie pas.

Maman câline ? Vous risquez d'être un peu déçue, car bébé Verseau n'est pas très démonstratif. Ne le couvez pas trop, il déteste ça et vous le montrera avec rudesse. Les jeux collectifs ne lui plaisant guère, car il est très mauvais perdant et un tantinet individualiste, votre petit Verseau préfère jouer seul. Sa devise est : « Mieux vaut être seul que mal accompagné. »

Pour ses repas, il aime aussi le changement : variez donc les plats ! Lorsque vient le moment de dormir, placez près de lui des objets familiers : jouets, peluches... ils le rassureront lorsqu'il se réveillera.

Sa relation avec papa et maman

Si vous êtes un signe de feu (Bélier, Lion et Sagittaire), votre côté autoritaire risque de ne pas plaire beaucoup à votre bébé Verseau qui, ne l'oublions pas, déteste qu'on lui dise ce qu'il doit faire !

Si vous êtes un signe de terre (Vierge, Capricorne et Taureau), calmez rapidement vos élans de tendresse ! Bébé Verseau supporte mal les démonstrations affectives.

Si comme lui, vous êtes un signe d'air (Gémeaux, Balance et Verseau), vous allez impressionner votre petit grâce à votre sacré sens de la repartie. Votre relation est fondée sur une compréhension et un amour réciproques.

Si vous êtes un signe d'eau (Poissons, Cancer, Scorpion), accrochez bien votre cœur, car il risque d'être mis à rude épreuve par l'intrépidité de votre petit bout.

Côté forme...

Le signe du Verseau gouverne les jambes, les chevilles et la circulation sanguine : faites-lui des massages au niveau des jambes et des mollets, surtout s'il devient un grand sportif !

Poissons (20 février - 20 mars)

Bébé Poissons est un rêveur dans l'âme, qui aime voyager à travers les contes, les histoires, son imagination. Le problème avec les rêveurs, c'est qu'ils sont souvent étourdis ! Attendez-vous donc à devoir lui acheter plusieurs fois les mêmes affaires...

Très affectif, il a un énorme besoin de tendresse, en particulier celui de sa maman. Un peu craintif, il a besoin de beaucoup de calme pour se sentir en sécurité, d'où son penchant pour un monde imaginaire qui lui permet de fuir la réalité quand celle-ci lui semble trop hostile.

D'une nature timide, ayant peu confiance en lui, le petit Poissons est facilement influençable. Espérons que ses camarades de jeux ne seront pas de petits monstres prêts à faire les moindres bêtises.

Bébé Poissons préfère largement se nourrir de l'amour de sa maman que de ses biberons. Son appétit n'est pas immense, mais rien d'inquiétant tant qu'il grossit et grandit comme il faut. Il préfère également dormir plutôt que de manger. Laissez-le planer à travers ses rêves même si c'est l'heure du repas. Son retour à la réalité peut être brutal.

Sa relation avec papa et maman

Si vous êtes un signe de feu (Bélier, Lion et Sagittaire), vous allez apprendre la maîtrise de soi ! Même si vous avez envie de le secouer un peu, n'en faites pas trop avec votre petit.

Si vous êtes un signe de terre (Vierge, Capricorne et Taureau), bébé Poissons sera ravi de vos élans d'affection à son égard. Mais attention à votre point commun à l'un et à l'autre : l'entêtement !

Si vous êtes un signe d'air (Gémeaux, Balance et Verseau), vous allez vous compléter. Faites confiance à l'intuition de votre petit et mettez à profit votre grande sensibilité.

Si comme lui, vous êtes un signe d'eau (Poissons, Cancer, Scorpion), la compréhension est là et vous permet de ne pas perdre de temps dans des discussions inutiles. Votre tendresse réciproque vous comble tous les deux.

Côté forme...

Le signe des Poissons gouvernant les pieds et le système lymphatique, votre bébé aimera particulièrement les massages de petons.

Conclusion

Et enfin…

Vous voilà maman épanouie !

C'est-à-dire non pas une super maman, experte en massages techniques… mais une maman en union avec son enfant, attentionnée aux besoins de son bébé, à l'écoute de ses envies, zen, à l'aise avec son petit corps et heureuse dans son rôle de mère qui est avant tout de transmettre son immense amour à travers le toucher, le regard, les massages, les câlins, les rires, les chatouilles et pleins d'autres gestes tout aussi humains et naturels.

Index des techniques

Massage complet du corps

Notes

Ma p'tite famille !

La collection de guides qui a l'esprit de famille

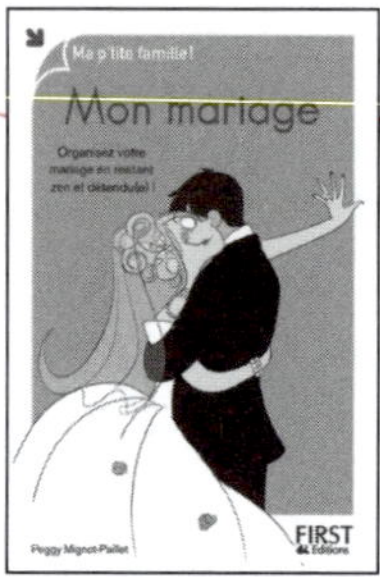

Mon mariage
Peggy Mignot-Paillet

Organisez votre mariage entre restant zen et détendu(e) !

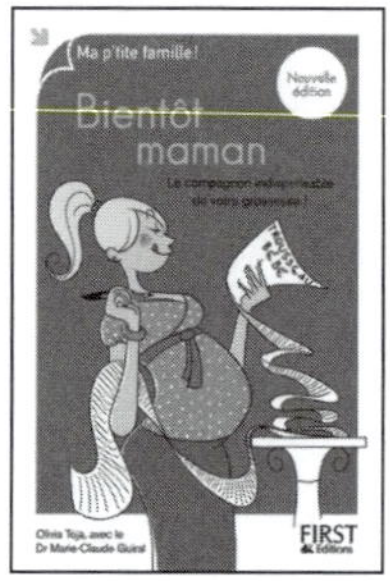

Bientôt maman
Olivia Toja

Le compagnon indispensable de votre grossesse !

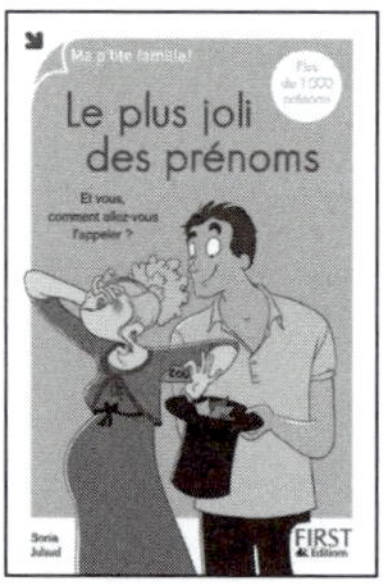

Le plus joli des prénoms
Sonia Julaud

Et vous, comment allez-vous l'appeler ?

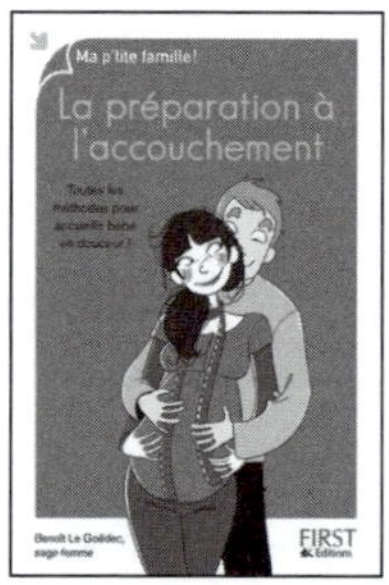

La préparation à l'accouchement
Benoît Le Goëdec

Toutes les méthodes pour accueillir bébé en douceur !

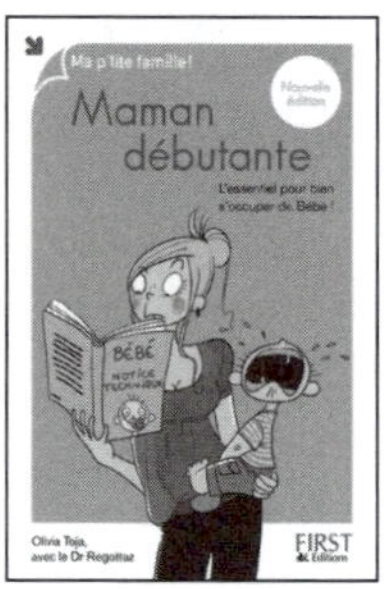

Maman débutante
Olivia Toja

L'essentiel pour bien s'occuper de bébé !

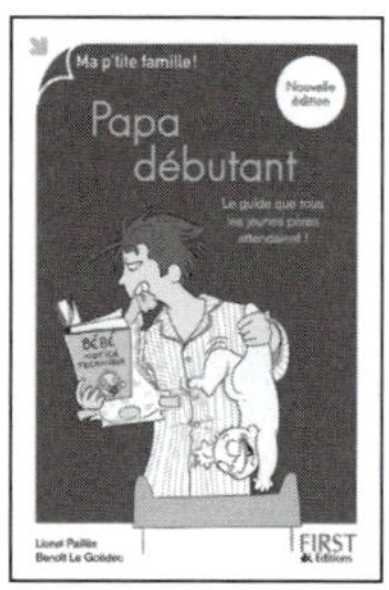

Papa débutant
Lionel Paillès

Le guide que tous les jeunes pères attendaient !

Ma p'tite famille !

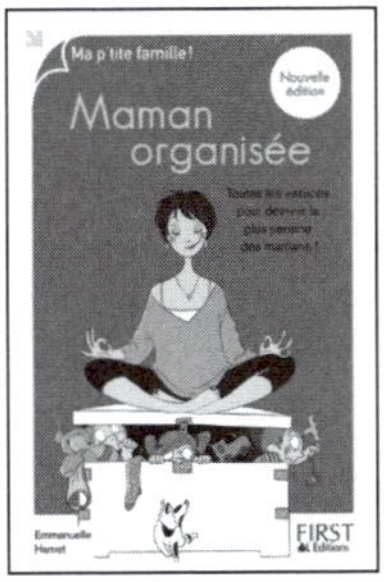

Maman organisée
Emmanuelle Hamet

Toutes les astuces pour devenir la plus sereine des mamans !

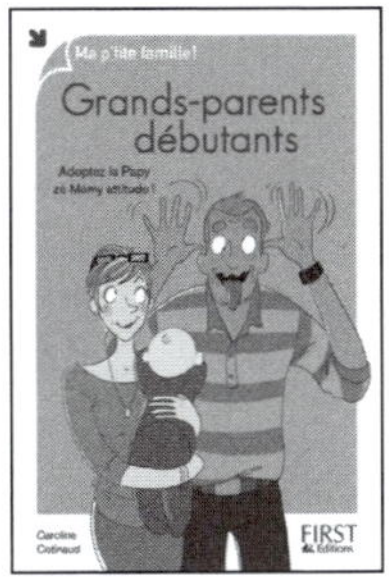

Grands-parents débutants
Caroline Cotinaud

Adoptez la Papy zé Mamy attitude !

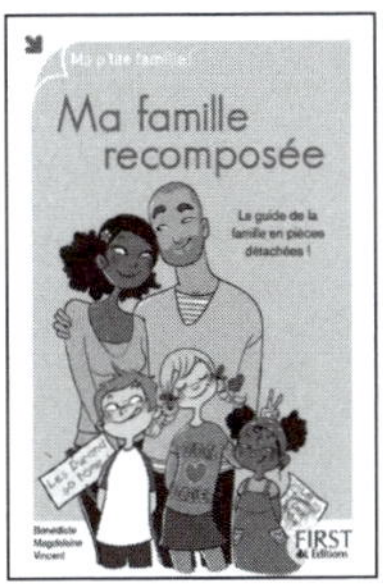

Ma famille recomposée
Bénédicte Magdeleine Vincent

Le guide de la famille en pièces détachées !

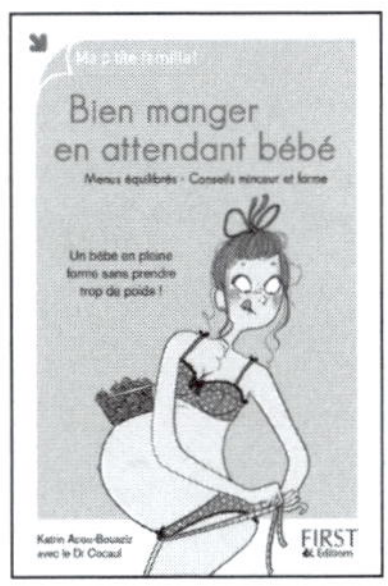

Bien manger en attendant bébé
Katrin Acou-Bouaziz

Un bébé en pleine forme sans prendre trop de poids !

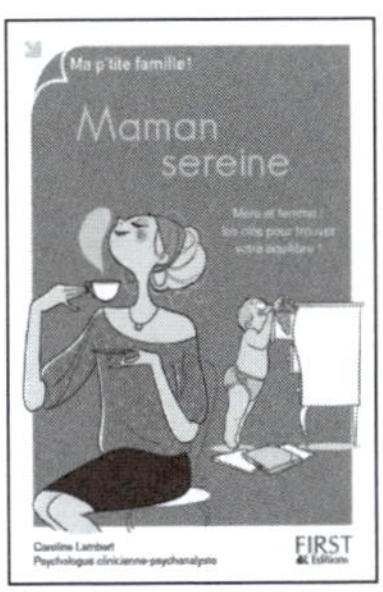

Maman sereine
Caroline Lambert

Mère et femme : les clés pour trouver votre équilibre

9,90 € / 13 x 19 cm / Illustrés par Nathalie Jomard

Ma p'tite famille !

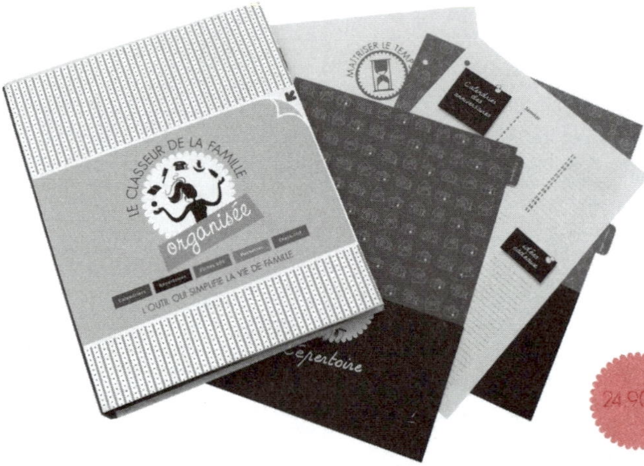

24,90 €

Le classeur de la famille organisée
Emmanuelle Hamet

L'organisation vous y avez goûté,
vous ne pourrez plus vous en passer !

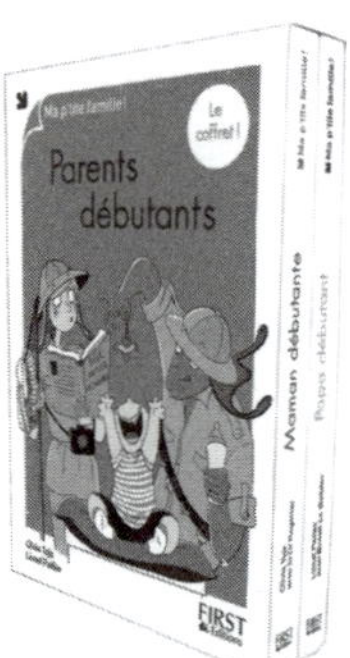

Parents débutants : le coffret
Olivia Toja et Lionel Paillès

Un coffret réunissant *Papa débutant* et *Maman débutante,* pour des jeunes parents dé-com-ple-xés !

19,80 €

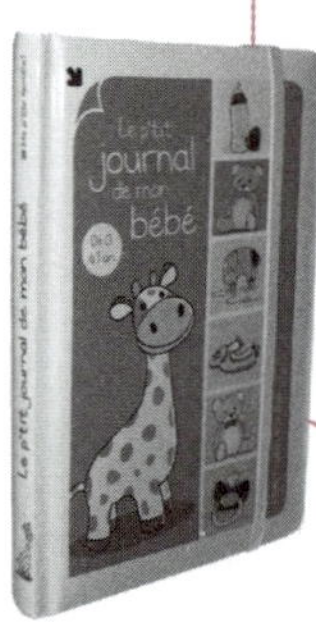

Le p'tit journal de mon bébé
Olivia Toja

Un carnet tout doux à remplir pour ne rie oublier de sa premiè année.

12,90 €